Châtel-Guyon

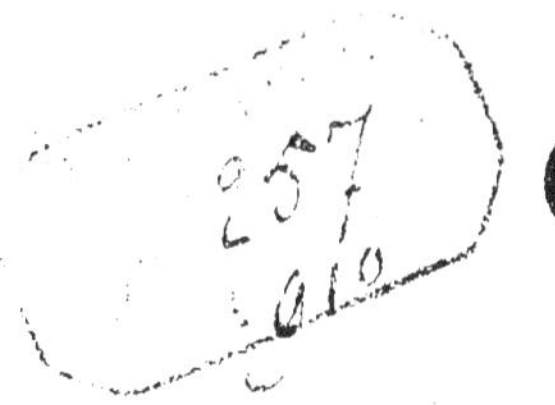

et Homburg

PAR

le Docteur Gaston PARTURIER

ANCIEN INTERNE DES HOPITAUX DE PARIS
LAURÉAT DE L'ACADÉMIE DE MÉDECINE
SAGIAIRE DE L'ACADÉMIE AUX EAUX MINÉRALES
ANCIEN MNITEUR DE TUBAGE ET DE TRACHÉOTOMIE A LA FACULTÉ
MÉDAILLE DES ÉPIDÉMIES
SECRÉTAIRE DE LA SOCIÉTÉ D'HYDROLOGIE MÉDICALE DE PARIS
RÉDACTEUR EN CHEF DE LA " GAZETTE DES EAUX "
MÉDECIN CONSULTANT A VICHY

AVEC UNE PRÉFACE DE

M. le Professeur GILBERT

Membre de l'Académie de Médecine

PARIS
A. MALOINE, Editeur
25-27, RUE DE L'ÉCOLE DE MÉDECINE, 25-27

1910

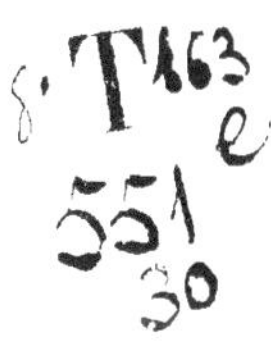

CHATEL-GUYON ET HOMBURG

Docteur **PARTURIER**

Ancien Interne des Hôpitaux de Paris
Lauréat de l'Académie de Médecine
Médecin consultant à Vichy

Châtel-Guyon
et Homburg

AVEC UNE PRÉFACE DE
M. le Professeur GILBERT
Membre de l'Académie de Médecine

PARIS
A. MALOINE, Editeur
25-27, rue de l'École de Médecine, 25-27

1910

DU MÊME AUTEUR

Le traitement du muguet par les attouchements avec une solution faible de sels de mercure. *Presse médicale*, 11 novembre 1905.

Un nouveau signe dans la sciatique, en collaboration avec M. MOUTARD MARTIN, *Soc. Méd. des Hôpitaux*, 25 janvier 1907.

Sarcome de la surrénale, en collaboration avec M. BRAULT. *Soc. anatomique*, 10 mai 1907.

Dilatation extrême de l'oreillette droite dans un cas de rétrécissement mitral. *Soc. anatomique*, 14 février 1908.

Luxation ancienne du coude avec hyperostoses. *Soc. anatomique*, 27 mars 1908.

Sur un cas de granulie méningée avec polynucléose et bacillose abondante du liquide céphalo-rachidien, en collaboration avec M. RIBIERRE. *Progrès médical*, 23 mai 1908.

Un cas de rachitisme congénital, en collaboration avec M. MÉRY. *Soc. de Pédiatrie*, 20 octobre 1908.

Méningite à pneumocoques chez un enfant convalescent de diphtérie, en collaboration avec M. MÉRY. *Soc. méd. des Hôpitaux*, 13 novembre 1908.

Cuti-réaction dans la diphtérie, en collaboration avec M. LEMAIRE *Soc. de Pédiatrie*, 17 novembre 1908.

Un cas particulier de rétrécissement mitral, en collaboration avec M. MÉRY. *Soc. de Pédiatrie*, 15 décembre 1908.

Hypertrophie du thymus avec un nouveau signe de cette affection, en collaboration avec M. MÉRY. *Soc. de Pédiatrie*, 16 février 1909.

Sérothérapie antidiphtérique à doses massives, en collaboration avec MM. MÉRY et WEILL. *Soc. méd. des Hôpitaux*, 3 mai 1909.

Sérothérapie intensive dans le traitement des angines graves et des paralysies diphtériques, en collaboration avec MM. MÉRY et WEILL, *Archives de médecine des enfants*, t. XII, nº 9, septembre 1909.

Sérothérapie intensive dans la diphtérie, avec MM. MÉRY et WEILL. *Bulletin Médical*, 1909, p. 405.

Recherche de substances glycolytiques dans le sérum des cancéreux, avec M. WEINBERG, mentionné dans *Bulletin de l'Institut Pasteur*, 15 avril 1910.

Note sur les Rapports de la vésicule biliaire, en collaboration avec le professeur GILBERT. *Soc. Biologie*, 23 avril 1910.

Rapport présenté à l'Académie de Médecine sur Karlsbad et Vichy, 1908-1909.

Rapport présenté à l'Académie de Médecine sur Châtel-Guyon et Homburg (à l'impression).

Rapport présenté à l'Académie de Médecine sur Wildungen et les stations sulfatées calciques des Vosges (à l'impression).

Injection intra-péritonéale de quelques eaux minérales. *Annales de la Société d'Hydrologie*, 15 février 1910.

Fonctionnement de l'intestin dans les cures alcalines. Rapport au Congrès International de Physiothérapie, 29 mars-2 avril 1910.

La vie dans les villes d'eau. *Annales d'Hygiène*, avril 1910.

Hygiène des villes d'eau. *Annales d'Hygiène*, mai 1910.

Ussat-les-Bains (Ariège), *Gazette des Eaux*, 1er mai 1909, p. 193-196.

Notes historiques sur Carlsbad et Vichy, *Gazette des Eaux*, 22 mai 1909, p. 229-231.

Saint-Amand-les-Eaux, *Gazette des Eaux*, 5 juin 1909, pp. 253-256, 277-279, 289-293.

Etablissements thermaux à Carlsbad et à Vichy, *Gazette des Eaux*, 17 juillet 1909, 326-328.

Conditions de développement des stations thermales et le projet de loi sur la Cure-Taxe, en collaboration avec M. SAUVAGE, *Gazette des Eaux*, 27 juillet 1909, pp. 337-338, 349-350.

Questions des régimes et de l'hygiène à Carlsbad et à Vichy, *Gazette des Eaux*, 7 août 1905, p. 361-363.

Etablissements thermaux, Châtel-Guyon, Homburg, Montecatini, *Gazette des Eaux*, 14 août 1909, p. 373-374, 385-386.

Notes historiques sur Châtel-Guyon, Homburg et Montecatini, *Gazette des Eaux*, 2 octobre 1905, p. 457-458.

Les sources de Carlsbad et de Vichy, *Gazette des Eaux*, 9 octobre 1905, p. 469-472, 481-483.

La colique vésiculaire. Thèse de Doctorat, 1910.

PRÉFACE

Après avoir étudié à Vichy et à Carlsbad la thérapeutique hydrominérale des maladies de l'estomac, du foie et de la nutrition, mon élève, M. Parturier, a observé l'action des cures de Châtel-Guyon, de Homburg et de Montecatini sur l'intestin.

Il s'est efforcé d'établir la limite de démarcation entre les indications des Eaux chlorurées sodiques froides qui entraînent un résultat fonctionnel immédiat et celles des Eaux chlorurées sodiques chaudes ou tièdes, qui « reminéralisent » l'organisme, « remontent » l'état général et n'influencent l'intestin que d'une manière progressive.

Dans son rapport, qui est l'exposé d'une observation approfondie et impartiale, il laisse paraître nettement son idée directrice, qui est la nécessité des spécialisations thérapeutiques des stations.

En cela je ne puis que lui donner ma pleine et entière approbation, comme je ne puis que l'encourager dans la méthode qu'il continue d'appliquer avec succès à l'étude des Eaux minérales.

A. Gilbert,

Professeur de Thérapeutique à la Faculté de Médecine.
Membre de l'Académie de Médecine.

A MONSIEUR
LE COMTE JIMENEZ DE MOLINA
SECRÉTAIRE DE L'AMBASSADE
DE S. M. LE ROI D'ESPAGNE
A PARIS

Souvenir et remerciement
d'une collaboration précieuse et éclairée
en des circonstances douloureuses.

AVANT-PROPOS

En adressant nos remerciements à MM. les Membres de la Commission des Eaux minérales à l'Académie qui nous ont chargé de l'intéressante mission de comparer au point de vue médical Homburg et Châtel-Guyon, nous ne saurions oublier que nous n'aurions pu remplir que bien imparfaitement notre tâche si des deux côtés nous n'avions rencontré des sympathies et des encouragements.

M. le Dr Hoeber, doyen des Médecins de Homburg, nous fournit les renseignements les plus précieux. M. le Dr Weber voulut bien nous servir de guide dans la visite des services techniques, illustrant ainsi aimablement, par le contact même des choses, les charmantes et instructives conversations dont sa jolie villa fut le cadre presque quotidien. A M. le comte de Maltzahn nous devons d'avoir pu apprécier toutes les richesses et toutes les beautés de la station du Taunus.

Il faudrait citer trop de noms pour remercier toutes les personnes à qui nous devons de connaître Châtel-Guyon. L'aimable Directeur général, M. le Dr Angelby, voulut bien nous en faire lui-même les honneurs. Notre ami le Dr Esmonet se chargea de notre éducation hydrominérale. Il y consacra un grand nombre d'heures dont tous ses amis connaissent le prix.

A la fin du printemps dernier des circonstances particulières nous amenèrent en Toscane et nous permirent d'étudier la célèbre station de Montecatini. Grâce à l'amabilité du Pr Grocco, sénateur du Royaume et du Pr Casciani, nous avons rassemblé de précieux documents que nous avons joints à ce rapport.

CHAPITRE PREMIER

HISTORIQUE

Contrairement à ce qui se passa pour Montecatini et Homburg, les eaux de Châtel-Guyon furent d'abord employées en boisson.

Aussi loin que remonte la tradition, les sources étaient connues par leurs propriétés et leur emploi un peu spécial. Au début de la belle saison, chaque année, les paysans descendaient à la fraîche vallée du Sardon, absorbaient une grande quantité d'eau, la plus grande possible, et reprenaient vers les hauteurs le chemin de leur village. En route ils s'arrêtaient pour faire un repas plantureux.

C'est par cette coutume que Châtel-Guyon gagna la réputation d'un purgatif incomparable. Aujourd'hui encore des gens du pays suivent cette pratique et disent s'en trouver fort bien.

Comme à Homburg, des fouilles (effectuées par M. Brosson en 1858, lors de la construction d'un établissement thermal) ont amené la découverte de poteries gallo-romaines et de débris d'anciennes piscines.

Mais de document officiel sur Châtel-Guyon, nous n'en trouvons aucun avant l'analyse des eaux par

Duclos, en 1670 (Observations sur les eaux minérales de plusieurs provinces de France, faites devant l'Académie des Sciences). En 1774, Raulin, inspecteur général des Eaux minérales, dans son *Traité analytique des Eaux minérales, de leurs propriétés et de leurs usages dans les maladies*, étudie en détail les eaux de Châtel-Guyon. Il donne de très précieux renseignements sur la quantité d'eau qu'on faisait absorber aux malades à cette époque : « L'eau de l'ancienne source de Châtel-Guyon purge les malades d'un tempérament ordinaire à la dose de deux livres ou d'une pinte, mesure de Paris (un litre environ, pris évidemment en une seule fois) et ceux d'un tempérament robuste à la dose de trois livres (un litre et demi.) Il arrive très rarement qu'on soit obligé pour se purger d'en prendre une plus forte dose ».

A ce moment, les eaux de Châtel-Guyon, qu'on buvait à quatre sources, surtout à la fontaine d'Asan, la première découverte et la plus célèbre, n'étaient pas appliquées à d'autres usages : « Les bains et les douches dont on ne fait pas usage à Châtel-Guyon, parce qu'on n'y a pas pratiqué les commodités nécessaires pour l'application de ces remèdes, seraient d'un grand secours dans plusieurs maladies », dit encore Raulin dans son *Parallèle des Eaux minérales d'Allemagne que l'on transporte en France et de celles qui sourdent dans le Royaume*, 1777.

C'est seulement en 1817 que le vœu de Raulin fut réalisé par la construction du premier établissement de bains, l'établissement Gargouilhoux, du nom de la source qui l'alimentait. Il comprenait une piscine où douze personnes des deux sexes pouvaient se baigner, et deux baignoires.

La commune, propriétaire des sources, se réservait l'exploitation des bains.

A partir de 1840 se construisirent des bains privés. Aucun n'atteignit l'importance de l'établissement Brosson qu'alimentaient des sources nouvellement découvertes. C'est sur l'emplacement de cet établissement qu'on a récemment élevé les Grands Thermes de Châtel-Guyon.

Conclusions

Lorsqu'on suit le développement progressif des trois stations, Homburg, Montecatini et Châtel-Guyon, on est frappé de ce fait que les eaux y furent d'abord employées exclusivement en bains à Homburg et Montecatini, exclusivement en boisson dans la source française.

L'étude chimique, puis la physiologie nous expliqueront bientôt comment d'instinct les peuples adoptaient pour l'usage externe des eaux très minéralisées et n'hésitaient pas à absorber, même en quantité exagérée, des eaux plus légères, isotoniques aux liquides de l'organisme humain.

CHAPITRE II

GÉOLOGIE

Le sol de Châtel-Guyon est fait de terrain primitif.

Une coulée granitique, descendue du soulèvement des monts Dômes, avance la pointe de son triangle vers le nord-nord-est, dans la vallée du Sardon, s'appuyant d'un côté, au nord-ouest sur le versant d'une colline, appelée Calvaire, et de l'autre, à l'est et au sud-est, sur le flanc du Chalusset.

La roche est presque à fleur du sol ; en plusieurs points, on la voit paraître.

Cette masse de granit et de porphyre, à limites très nettes, s'enfonce en coin dans les terrains environnants, terrains tertiaires représentés ici par les marnes vertes de la Limagne, terrains imperméables, qui ne permettent aucune infiltration des eaux. Un mouvement sismique, au cours de l'évolution de l'écorce terrestre, a fracturé cette énorme masse rocheuse. Elle se trouve ainsi divisée en deux parties inégales par une fissure irrégulière dans sa forme et dans l'orientation de ses faces et qui est dirigée du sud-ouest au nord-nord-est, croisant à angle très aigu le cours du Sardon. Au niveau de ce croisement jaillit une source, la source Gubler I, les autres s'échelonnent à intervalles plus ou moins irréguliers sur le trajet de la faille. Indépendamment des jaillissements d'eau, il existe des émanations de gaz carbonique venant de la fracture principale ou des fractures secondaires. Ces émanations sont assez accusées pour rendre impossible l'usage des caves dans le Châtel-Guyon thermal, non seulement à cause de l'air irrespirable qui y règne, mais encore par suite de l'action attribuée à l'acide carbonique; suivant l'expression du pays : le « gaz carbonique tue le vin », et l'on est obligé de le conserver dans des sous-sols creusés au sein même des masses argileuses qui entourent la zone de granit.

Des sources de Châtel-Guyon, la plupart sont naturelles et arrivent spontanément à la surface du sol ; les autres sont artificielles, obtenues par un forage qui, à travers le granit, va rencontrer la veine principale ou une de ses ramifications.

Pour ces forages on se sert de trépans de 15 centimètres de diamètre qui pénètrent à la fois et broyent le rocher. Quand l'instrument s'est enfoncé d'une dizaine de centimètres, on rejette les débris de granit pulvérisés et on recommence jusqu'à ce qu'une couche géologique spéciale soit atteinte ; c'est une matière peu dense, blanchâtre, d'aspect crayeux, due aux dépôts des eaux minérales dont elle annonce le voisinage. L'opération doit alors être menée avec prudence, car le jaillissement brusque de l'eau et des gaz pourrait atteindre les assistants.

Quelque temps après, on canalise temporairement l'eau qui s'écoule, au moyen d'un tube métallique, ce qui permet de creuser une excavation profonde de 60 centimètres et de 1 mètre carré d'ouverture destinée au captage.

C'est là qu'on va introduire une cloche métallique boulonnée au rocher, fixée ensuite par une coulée de plomb, noyée enfin dans une chape de ciment, et d'où partira le tuyau de canalisation définitive.

La source est ainsi mise à l'abri de toute contamination extérieure.

L'épaisseur de granit à forer pour recouper la faille a varié de 2 à 6 mètres pour les sources existant actuellement à Châtel-Guyon. Une source est en effet sujette à des variations, si elle est livrée à elle-même ; elle se modifie dans son débit et peut même se tarir et disparaître. C'est ainsi qu'on retrouve encore au pied de la colline du Calvaire des filons de dépôt ocre ou d'aragonite laissés par les anciennes sources aujourd'hui disparues.

Les sources actuelles s'échelonnent, nous l'avons vu, de long du cours du Sardon ; les unes sont captées en vue de l'usage externe, bains ou douches, les autres alimentent les buvettes ou servent à l'embouteillage.

Conclusions

Ces quelques données géologiques nous montrent une opposition marquée entre Homburg et Montecatini, d'une part et Châtel-Guyon, d'autre part. L'eau venue de la profondeur, née sans doute, suivant la doctrine du professeur Armand Gautier, de la déshydratation des roches sous l'influence du feu central, remonte vers la surface de la terre. Elle peut conserver sa chaleur et sa minéralisation primitives, s'élever directement à travers les fissures des roches primitives et c'est ce qui a lieu à Châtel-Guyon.

Elle peut, au contraire, avoir à traverser d'épaisses couches de terrains secondaires et tertiaires dans lesquels elle se refroidit parfois complètement, c'est ce qui a lieu à Homburg et à Montecatini où les eaux doivent leur minéralisation à un contact plus ou moins prolongé avec des bancs salifères ou ferrugineux. Mais, contrairement à ce qui est arrivé dans certaines stations privilégiées, comme Vichy, où les eaux s'élevant à travers les couches superficielles du sol perdent inégalement de leur température suivant les points, à Homburg, le refroidissement est général et complet, aucune source n'y a échappé ; à Montecatini, la source principale, le Tettuccio, n'a gardé que 26°.

CHAPITRE III

SOURCES DE CHATEL-GUYON

Des 28 sources qui jaillissent actuellement à Châtel-Guyon, il y en a de thermales, il y en a d'athermales.

Thermales :	Suzanne..........	36°5
	Duclos	38°
	Yvonne	35°
	Deval	33°
	Marguerite........	31°5
	Germaine	37°
	Ravel	source privée
Athermales :	Henry	28°
	Gubler I	28°
	Louise............	28°
	Vernière	22°
	Source Romaine..	18°

Ce qui représente une gamme très suffisamment étendue en température, si bien qu'aux Buvettes, comme dans le Service Hydrothérapique, on a pu établir un jeu d'eaux chaudes, tièdes ou froides.

Aux Buvettes sont employées les sources :

Chaudes :	Yvonne	35°
	Deval	33°
	Germaine	36°
Tièdes :	Marguerite	31°5
Froides :	Louise	28°
	Romaine	18°

Une source froide, la source Gubler, est réservée à l'embouteillage, sa température est telle qu'elle perdra par l'exportation le minimum possible de ses qualités.

A l'Hydrothérapie, on utilise les sources :

Chaudes : Germaine et le groupe de Germaine (34°) pour Bains à eau courante des Grands Thermes.

Suzanne 36°5.

Froides : Henry (28°), réchauffée par Marguerite, l'ensemble donnant une température de 30°.

La plupart des sources, nous l'avons vu, ont leurs griffons sur les bords du Sardon — l'une d'elles dans le lit même du ruisseau (source Gubler I) — la plupart sont utilisées en buvette ou en bain au niveau de leur émergence, pour quelques-unes on a dû faire de courtes canalisations.

A.— Buvettes

La première que l'on aperçoit en pénétrant dans le Parc, auprès du théâtre, en face le Grand Etablissement Thermal, est la source Yvonne qui jaillit au niveau même de son griffon.

A droite de l'Etablissement, un petit édifice de granit abrite les deux vasques des sources Germaine et Deval, dont les griffons sont distants l'un de l'autre de 20 mètres environ, les buvettes ayant dû être écartées pour aménager au devant des Grands Thermes une place spacieuse.

Elles sont situées en contrebas, un double escalier y fait accéder, avec une rampe pour la descente, une autre pour la montée. Chaque personne se présente ainsi à son tour devant la buvetière qui, suivant les indications, puise soit dans la vasque de Germaine rougie de sesquioxyde de fer, soit dans celle plus jaune de Deval. Au-delà de ces deux sources, finit le premier parc. On pénètre alors dans le parc supérieur et après avoir franchi un pont léger qui nous fait passer de la rive droite à la rive gauche du Sardon, nous suivons les jolies allées percées dans la verdure qui nous amènent bientôt à la source Louise construite et aménagée sur le même type que Yvonne et que Marguerite.

La situation de la source Marguerite est la plus pittoresque et la plus charmante : à l'extrémité d'un pont qui nous ramène sur la rive droite du ruisseau, dans une entaille profonde du rocher qui s'élève presque à pic, la source soulève son bouillonnement irrégulier au milieu d'une vasque de fonte toute rouge du dépôt des eaux, Un toit rustique de paille la protège, et les verres suspendus tout autour montrent le grand nombre de buveurs — plus de 600 par jour — qui se pressent à la source.

Malgré leur nombre, la buvetière les reconnaît et se souvient des doses. Elle plonge dans la vasque bouillonnante le gobelet de fer fixé à son bâton et verse l'eau dans le verre que lui tend le curiste.

D'autres sources particulières sont aussi prises en boisson.

La source Ravel naît de la rive gauche du Sardon, près de l'entrée du parc. Son magnifique bouillonnement indique l'abondance du gaz carbonique, de même que l'épaisseur du dépôt rouge qui incruste sa vasque et ses canalisations, sa forte teneur en sels de fer.

B .— Hydrothérapie

Le traitement externe consiste surtout dans l'usage des bains à eau courante :

Bains à 34° au Grand Etablissement ; ils sont alimentés par plusieurs sources :

le groupe Germaine,
Suzanne,

dont les conduites viennent toutes se déverser dans un réservoir cylindrique où elles se mélangent, prenant la température moyenne et constante de 34°. De ce réservoir situé près l'établissement, partent deux énormes conduites, l'une droite pour les bains des hommes, l'autre gauche pour le côté des dames.

Une disposition spéciale permet à une pompe d'envoyer, à intervalles réglés suivant les besoins du service, l'eau de la source Germaine à un réservoir situé derrière les thermes et destiné aux douches sous-marines.

Cette eau doit être surchauffée, ce qui soulevait un problème assez délicat. L'eau si limpide de la source Germaine, comme d'ailleurs celle des autres sources, se trouble par le chauffage ordinaire. On doit ainsi revenir au système du bain-marie.

Un foyer central chauffe directement un réservoir d'eau douce autour duquel arrive l'eau minérale.

Bains à 30° à l'Etablissement Henry. Ils sont alimentés par la source Henry (28°) et une partie de la source Marguerite. On voit près de la source Marguerite, dans le lit même du Sardon, un tube de fonte vertical au fond duquel se trouve le dispositif réglant la canalisation de la source vers les bains.

Caractères physiques des eaux

Bouillonnante dans la vasque, l'eau ne présente que rarement des bulles quand elle est recueillie dans le verre.

Ce qui frappe, c'est sa limpidité et sa mobilité. Incolore sous une faible épaisseur, elle se teinte de bleu sous un grand volume (bains). Laissée au contact de l'air, elle devient légèrement jaunâtre et se recouvre d'une mince couche de carbonate de chaux. Au bout d'un certain temps, on y voit se former un dépôt gélatineux qui prend ensuite une coloration verte rappelant celle des conferves.

Elle ne frappe l'odorat par aucune odeur spéciale en général.

Cependant, certaines personnes lui trouvent une odeur bitumeuse qui serait plus marquée les jours d'orage.

Son goût est légèrement salé, mais surtout ferrugineux.

Son contact est légèrement onctueux sans que, bien entendu, on puisse lui comparer la douceur des eaux alcalines.

Toutes les eaux de Châtel-Guyon ont une réaction acide.

Composition chimique

Si les eaux de Châtel-Guyon ont des températures si différentes, par contre, à part la source Romaine qui semble avoir été diluée par des eaux d'infiltration, elles présentent toutes une composition chimique à peu près identique.

Composition chimique d'après les analyses officielles :

Gubler (28°) :

Chlorure de magnésium........	1 gr. 563
Chlorure de sodium...........	1 gr. 633
Bicarbonate de chaux.........	2 gr. 176
Carbonate de soude...........	0 gr. 955
Bicarbonate de fer...........	0 gr. 068
A reporter........	6 gr. 395

Report	6 gr. 395
Bicarbonate de lithium	0 gr. 019
Bicarbonate de potassium	0 gr. 253
Sulfate de chaux	0 gr. 499
Silice	»
Arsenic	»
Acide phosphorique	»
Acide borique	»
Alumine	»
Acide carbonique libre	1 gr. 112
TOTAL	8 gr. 28

Telle est la composition hypothétique des eaux de Châtel-Guyon. Ce sont des eaux chlorurées sodiques, bicarbonatées mixtes, ferrugineuses avec un élément tout particulier qui les caractérise hautement à la fois par sa nature et par sa quantité : le magnésium.

Sous quelle forme exacte le magnésium existe-t-il dans les eaux de Châtel-Guyon (1).

Magnier de la Source indiquait :

Chlore	2 gr. 150
Magnésium	0 gr. 395

Lefort :

Acide chlorhydrique	2 gr. 133
Magnésie	0 gr. 670

Mais on pouvait se demander si tout le magnésium décelé à l'analyse était combiné à l'état de chlorure.

L'analyse de Lefort reconnaît :

Chlorure de magnésium	1 gr. 218
Bicarbonate de magnésium	0 gr. 440

(1) Les Eaux de France sériées thérapeutiquement, par le professeur Armand de Fleury de Bordeaux, 1892.

Et d'après Wilm, chef des travaux chimiques de la Faculté de Médecine :

Chlorure de magnésium	1 gr. 232
Bicarbonate de magnésium	0 gr. 466.

Conclusion de l'étude des sources

Sources chaudes et tièdes à Châtel-Guyon où les eaux ont l'avantage d'être prises à leur température native.

Sources tièdes et froides à Montecatini.

Sources froides à Homburg.

Dans ces deux dernières stations, on est souvent obligé d'élever artificiellement la température de l'eau en risquant de modifier avec l'état physique, électrique et même chimique, ses propriétés thérapeutiques.

Au point de vue chimique, nous pouvons rapprocher l'analyse des principales sources :

	Elisabeth 10°,6	Tettuccio 15°	Gubler 28°
Chlorure de magnésium ...	0,729	0,782	1,563
Chlorure de sodium	9,860	4,786	1,633
Bicarbonate de chaux	2,176	0,277	2,176
Carbonate de soude	»	»	»
Bicarbonate de fer........	0,031	0,012	0,068
Bicarbonate de lithium....	0,02	traces	0,019
Bicarbonate de potasse....	0,34	0,347	0,255
Sulfate de chaux	0,016	0,784	0,499
Silice....................	»	»	»
Arsenic...................	»	»	»
Acide phosphorique	»	»	»
Acide borique	»	»	»
Alumine	»	»	»
Acide carbonique libre.....	1,950	0,060	1,112
Total	14 gr.	7,34	8,28

La minéralisation totale de l'eau de Châtel-Guyon (8 gr. 2) est à peu près égale à celle du sérum sanguin.

Elle est donc *isotonique* au sérum sanguin et par là mérite, comme l'eau de Vichy, le nom de « lymphe minérale » que lui donna Gubler.

Les substances fixes de l'eau de Tettuccio s'élèvent à peu près au même chiffre (7 gr. 3).

Quand à l'eau d'Elisabeth, avec ses 14 grammes de minéralisation, elle est nettement hypertonique.

Si maintenant nous descendons dans l'intimité de constitution chimique de ces eaux, quatre éléments fixes et un gazeux doivent retenir surtout notre attention :

La teneur de l'eau de Châtel-Guyon en gaz carbonique est supérieure à celle de Montecatini (1 gr. 1 à 0 gr. 06) et inférieure à celle de Homburg (1 gr. 1 à 1 gr. 9).

Châtel-Guyon est la moins riche en chlorure de sodium : 2 fois 1/2 moins que les sources italiennes, 4 fois 1/2 moins que les eaux allemandes.

Par contre elle est la plus riche en éléments nobles : le fer et le magnésium. Elle contient 6 fois plus de fer que l'eau de Montecatini, 2 fois plus que l'eau de Elisabeth. Mais c'est surtout le magnésium qui caractérise Châtel-Guyon et qui, nous le verrons en physiologie, lui vaut son action spéciale sur l'intestin. Les eaux de Châtel-Guyon contiennent deux fois plus de sels de magnésium que les eaux de Tettuccio et d'Elisabeth (0 gr. 782 et 0 gr. 729).

Propriétés spéciales

Nous avons mis à part les propriétés spéciales sur lesquelles l'attention a plus particulièrement été attirée dans ces dernières années :

Radio-activité ;
Gaz rares ;
Cryoscopie ;
Conductivité électrique ;
Colloïdes.

Nous n'avons pas pu recueillir des renseignements aussi complets que nous l'aurions désiré.

1° *Radio-activité* (1). — 0,1 (l'unité étant représentée par le nombre de minutes pendant lequel il faudrait laisser séjourner 1 milligramme de bromure de radium dans 10 litres d'air pour que cet air se chargeât d'une quantité d'émanation égale à celle qui est contenue dans le même volume de gaz de sources âgées de 4 jours).

L'eau de Châtel-Guyon est très faiblement radioactive, surtout si on la compare à des eaux très radioactives, comme celle de Badgastein, en Autriche, dont le pouvoir s'exprime par 39, 6.

2° *Gaz et gaz rares* (2). — Acide carbonique en volume : 97,4 0/0 ; Oxygène et azote en volume : 2,576 0/0 ; Gaz rares en bloc en volume : 0,024 0/0 ; hélium en volume : 0,0063 0/0.

L'eau de Châtel-Guyon est très peu riche en hélium. (Cf. Badgastein : 0,159 ; Plombières n° 3 : 0,292).

3° *Cryoscopie* (Angelby). — La cryoscopie nous renseigne sur le nombre total des molécules dissoutes ; l'abaissement du point de congélation d'une solution est, on le sait, proportionnel au nombre de molécules de cette solution.

En dépit de sa minéralisation relativement abondante, l'eau de Châtel-Guyon n'a qu'un point peu élevé : 0,33. (Chanoz et Doyon, 15 mai 1903. *Journ. de Physiol. et Pathol. gén.*).

4° *Conductivité électrique* (Foucaud et Chamagne. *Biologie*, 16 mars 1907.) — La conductivité électrique permet de préciser la nature des molécules dissoutes, la cryoscopie nous renseignant sur le nombre total de ces molécules.

(1) Revue scientifique 21 mars 1908. Article de Moureu.

(2) Etudiés par le professeur Moureu. *Journal de Pharmacie et de Chimie*, 16 octobre 1906, etc.

Toute molécule d'un électrolyte est capable de se dissocier en deux ions, c'est-à-dire en deux atomes possédant des charges électriques égales et de sens contraire.

Cette solution contiendra donc des molécules neutres de chlorure de sodium par exemple et des ions dissociés (ions positifs de sodium et ions négatifs de chlore). C'est à ces ions qu'est due la conductivité électrique et la facilité avec laquelle la molécule peut se dissocier constitue l'élément actif de la solution.

Louise........	27°5	91.10^{-4}
Gubler........	35°	95.10^{-4}
Marguerite ...	27°	58.10^{-4}
Yvonne.......	33°	94.10^{-4}
Deval	33°	97.10^{-4}
Germaine	36°	98.10^{-4}

5° *Colloïdes.* — « Nous avons, dit le Dr Foucaud, fait dialyser sur de l'eau distillée pendant une dizaine de jours dans des sacs de viscose, 100 centimètres cubes d'eau de nos différentes sources. Au bout de ce temps, la conductivité de l'eau du flacon tombe aux environs de 15.10^{-6}. A ce moment, nous constatons au fond du sac de viscose un dépôt jaune rougeâtre que nous séparons de l'eau contenue dans le sac dialyseur. C'est sur cette eau que nous avons fait la recherche des colloïdes. Nous avons commencé par déterminer le signe de ces colloïdes par la méthode des précipitations. Pour cela nous nous sommes servis de sulfure d'arsenic colloïdal qui est electro-négatif et de l'hydrate de fer colloïdal qui est électro-positif.

« Pour les sources Louise, Gubler, Marguerite, Yvonne, Deval, Germaine, nous n'avons obtenu aucun précipité avec le sulfure d'arsenic colloïdal. Pour ces mêmes sources et avec l'hydrate de fer colloïdal nous avons obtenu des précipités variables suivant la quantité de gouttes mélangées à un centimètre cube d'eau minérale dialysée. »

Hydrate de fer (gouttes)	GUBLER	MARGUERITE	YVONNE	DEVAL	GERMAINE
I	léger précipité	léger précipité	pas de précipité	pas de précipité	léger précipité
II	précipité	précipité	précipité	»	précipité
III	flocons	précipité	précipité	»	précipité abondant
IV	précipité abondant	précipité	redissolution	»	»
V	»	précipité	précipité	léger précipité	»
VI	»	précipité abondant	redissolution	redissolution	»
VII	redissolution	»	»	»	»
VIII	»	»	»	»	»
IX	»	»	»	»	»
X	»	»	»	»	»
XI	»	»	»	»	»
XII	»	pas de redissolution	»	»	pas de redissolution

Nous avons étudié également les colloïdes contenus dans les eaux de Châtel-Guyon au moyen du transport électrique.

Après douze heures de transport, le liquide recueilli au pôle positif nous a donné constamment un précipité avec un nombre de gouttes suffisant d'hydrate de fer colloïdal. Ce même liquide prélevé au pôle positif n'a rien donné avec le sulfure d'arsenic colloïdal. Le liquide prélevé au pôle négatif n'a rien donné, ni avec l'hydrate de fer colloïdal, ni avec le sulfure d'arsenic colloïdal.

Nous concluons que les eaux minérales de Châtel-Guyon sont les plus minéralisées après celles d'Uriage, puisque leur conductivité varie de 91 à 98.10^{-4} (exception faite pour la source Marguerite, 58.10^{-4}).

Toutes les eaux de Châtel-Guyon que nous avons examinées contiennent des colloïdes électro-négatifs. »

CHAPITRE IV

PHYSIOLOGIE

I. — PHYSIOLOGIE GÉNÉRALE

Les éléments essentiels des trois sources de Homburg, Montecatini et Châtel-Guyon sont représentés en des proportions diverses par :

Le chlorure de sodium,

Un sel de magnésium,

Le gaz carbonique.

Avant d'étudier l'action synthétique de chacune des eaux minérales, il ne sera peut-être pas sans intérêt d'analyser l'effet physiologique de leurs composants.

1° Chlorure de magnésium ou sel de magnésium

L'action physiologique des sels de magnésium a été recherchée expérimentalement par M. Aguilhon de Sarran (*Société de Biologie*, 17 mai 1879) au cours d'un travail sur les eaux de Châtel-Guyon.

Expériences portant sur de petites doses

« A. Le 8 mai, nous faisons avaler à un chien une solution de 2 grammes de chlorure de magnésium, préparée par le Dr Magnier de la Source. Deux heures après, nous constatons une évacuation très abondante, entièrement molle, accompagnée d'une forte diurèse. C'est là un effet purgatif bien marqué.

B. Nous avons pris nous-même 2 grammes du même chlorure de magnésium dans un demi-verre d'eau distillée et nous avons été purgé modérément, sans colique, sans malaise d'aucune sorte.

C'est donc bien au chlorure de magnésium que les eaux de Châtel-Guyon doivent leur vertu purgative.

La dose de plus de 1 gr. 5 par litre est plus que suffisante, si l'on considère le concours apporté par les autres sels, car nous venons de voir que le chlorure de magnésium seul est très actif à la dose de 2 grammes.

Expériences sur le chlorure de magnésium à haute dose:

Nous avons enfin cherché l'effet produit par le chlorure de magnésium introduit à haute dose dans l'estomac.

Il est utile de faire observer que ce sel, d'une saveur très amère, d'un goût piquant, est déliquescent, très soluble dans l'eau, et, par conséquent, facilement absorbé dans l'estomac.

En outre, sa qualité de chlorure lui donne une stabilité qui rend peu probable sa décomposition dans le suc gastrique.

A. Le 12 mai, nous avons administré à notre chien 9 grammes d'une solution à 3 décigrammes par centimètre cube. Dans l'espace des trois minutes qui ont suivi l'ingestion, l'animal a eu quatre vomissements, dont le dernier renfermait de la bile.

Il a semblé comme étourdi pendant dix minutes, puis est revenu à l'état normal. Cinq heures après, il a eu une forte évacuation diarrhéique.

Ainsi, il a suffi d'un très court espace de temps pour qu'une partie de la solution fut absorbée, le reste ayant été rejeté.

B. Les vomissements signalés ayant été provoqués

dans notre pensée par action réflexe, nous avons, le jour suivant, administré la même dose de 9 grammes étendue dans beaucoup d'eau distillée. Elle n'a pas été rejetée.

Nous avons alors assisté à un véritable empoisonnement; l'animal s'est couché, a refusé toute nourriture ; le pouls petit, faible, est descendu jusqu'à 45 pulsations. La température s'est peut-être abaissée sans que nous l'ayons constaté d'une manière bien positive. Cet état a duré deux heures ; il a été suivi de vomissements, de diarrhée, et, finalement, du retour à l'état normal. »

Le professeur Laborde étendit et compléta ces recherches (*Biologie*, 31 mai 1879) en montrant l'action du sel de magnésium sur la fibre musculaire et les mouvements de l'intestin, sur la sécrétion biliaire, sur la mécanique respiratoire et le fonctionnement du cœur.

A. *Action du chlorure de magnésium sur les mouvements de l'intestin et de l'estomac, et sur la fibre musculaire lisse en général.*

« Lorsque, après avoir établi à la paroi abdominale d'un chien une fenêtre qui permet d'apercevoir clairement des fragments d'anse intestinale en place, et après avoir attendu que l'influence du milieu extérieur sur la contractilité des fibres musculaires de l'intestin découvert se soit manifestée et épuisée, on pratique l'injection intraveineuse d'une certaine quantité de chlorure de magnésium, on observe des phénomènes d'excitabilité contractile qui sont constants, mais qui varient en intensité, suivant la dose et certaines conditions de l'injection qui vont être examinées.

1° 5 centimètres cubes d'une solution de chlorure de magnésium dosée à 0 gr. 3 (trois décigramme pour 1 centimètre cube), par conséquent à 1 gr. 5 (un gramme cinquante centigrammes) de principe actif, ayant été introduit en une seule fois dans une des veinules de la patte postérieure droite d'un chien de moyenne taille, du poids de 11 kilogrammes, voici ce qui fut observé :

La moitié de l'injection étant à peine poussée, accélération des mouvements respiratoires, avec écume à la bouche, dans les expirations saccadées ; puis l'injection étant continuée et terminée, arrêt des mouvements respiratoires (syncope respiratoire) le cœur continuant à battre. A ce moment, contractions énergiques des anses intestinales à nu, telles que les anses en contraction sont projetées hors de la cavité abdominale.

Les contractions péristaltiques, après s'être montrées d'abord et surtout dans l'intestin grêle, s'étendent de proche en proche et rapidement à l'intestin tout entier, et en même temps à l'estomac lui-même, qui devient le siège de mouvements d'une intensité telle qu'il ne m'avait jamais été donné d'en observer de pareils sur cet organe, où les physiologistes ont tant de peine, on le sait, à les déterminer et à les saisir distinctement.

Ces contractions, qui avaient donné lieu à la formation de nœuds permanents, sur presque tout le parcours de l'intestin, ont duré près d'une heure, avec la même énergie ; et lorsque l'animal mort à la suite a été abandonné dans la caisse où sont habituellement jetés les cadavres de nos chiens, elles n'étaient pas encore éteintes.

Elles étaient d'ailleurs réveillées par un courant induit avec une rapidité et une intensité inaccoutumées, comme si la contractilité des fibres intestinales avait été mise dans un état particulier de surexcitabilité.

Le muscle vésical, que nous avons eu sous les yeux dès le début, s'était aussi, à plusieurs reprises, énergiquement contracté. Dans ce cas, le phénomène de l'excitabilité contractile des fibres intestinales paraît avoir été porté du premier coup au maximum, mais il faut évidemment tenir compte de la rapidité et de l'intensité avec lesquelles se sont produits les phénomènes toxiques mortels.

Les choses ne se passent pas tout à fait ainsi, bien que le phénomène fondamental de l'excitabilité contractile se produise, lorsque les effets physiologiques de la substance se manifestent d'une façon plus lente et plus progressive, comme dans le fait suivant

2° A un chien griffon, jeune, très vigoureux, du poids de 20 kilogs, on injecte dans une des veines saphènes 5 centimètres cubes de la solution précédente, soit 1 gr. 50 de chlorure de magnésium.

L'injection est faite en plusieurs temps et très lentement. A chaque poussée (et il en a été fait cinq en dix minutes), il y a accélération respiratoire avec salivation mousseuse.

Les nœuds de contraction se forment lentement, et de proche en proche, dans l'intestin grêle, et persistent.

Nous injectons de nouveau 5 centimètres cubes de la solution, c'est-à-dire encore 1 gr. 50 de principe actif, mais d'une façon continue et un peu plus rapidement que précédemment.

Les contractions intestinales se prononcent nettement dans le parcours des anses, et elles gagnent peu à peu les parois de l'estomac, mais avec une moindre énergie que dans le premier cas.

Il était intéressant de savoir ce qui se passait dans l'intérieur de l'intestin, relativement aux phénomènes sécrétoires, en même temps que les contractions étaient provoquées, comme nous venons de nous en assurer ; nous avons, dans ce but, réalisé l'expérience suivante :

3° Un chien du poids de 12 kilogs étant disposé pour l'injection intra-veineuse, comme dans les cas précédents, et les intestins étant mis à découvert dans une suffisante étendue, nous isolons, à la manière de M. Armand Moreaux, dans une double ligature, une anse intestinale d'environ 12 centimètres, après l'avoir, au préalable, débarrassée soigneusement de toutes les matières qu'elle contenait dans l'intérieur. Nous avons ensuite introduit dans cette anse, au moyen de la fine aiguille de la seringue de Pravaz, 10 centimètres cubes d'une solution de chlorure de magnésium, dosée à 0 gr. 2 (deux décigrammes) pour un centimètre cube de véhicule, ce qui donne, pour 10 centimètres cubes, 2 grammes de principe actif.

Ceci fait, nous injectons par la saphène, avec beaucoup

de lenteur, et en deux temps, 10 centimètres cubes de la même solution, soit 2 grammes de chlorure de magnésium. L'injection a duré près de vingt minutes.

Des contractions intestinales, lentes, mais persistantes, se sont établies et généralisées ; la vessie s'est violemment vidée ; les phénomènes respiratoires habituels se sont manifestés à chaque reprise.

L'anse intestinale isolée est distendue, comme gonflée, et ne présente pas de contractions appréciables, sur aucun point de son parcours ; elle contraste, par ce repos absolu, avec ses voisines.

3 centimètres cubes de la solution ayant été de nouveau injectés dans la veine, d'une façon continue, l'animal a succombé au double arrêt des mouvements respiratoire et cardiaque, le premier précédant le second. L'expérience avait duré deux heures et un quart.

L'anse intestinale comprise dans la ligature ayant été ouverte, nous recueillons le contenu, lequel se compose d'un liquide facilement filtrable, mêlé à une certaine quantite de mucus gluant, épais, et que le filtre retient.

Le liquide filtré mesure exactement 20 centimètres cubes. Comme nous en avons introduit 10 centimètres cubes, il s'ensuit que la quantité a été doublée pendant l'expérience.

Nous avons eu ainsi, simultanément à côté l'un de l'autre, le double résultat de l'excitabilité contractile et de l'hypersécrétion.

A part l'action sur la fibre musculaire intestinale, que les faits expérimentaux ci-dessus mettent en lumière, nous avons constaté que la portion de veine, mise à nu pour l'injection, éprouvait un resserrement contractile plus ou moins accentué, après qu'elle avait été touchée par une certaine quantité de la solution, ce qui semblerait témoigner d'une action localisée sur la fibre musculaire lisse.

Ce que nous allons bientôt dire de l'influence du chlorure de magnésium sur le muscle cardiaque, est d'ailleurs de nature à corroborer ce fait d'une action réelle exercée sur la contractibilité de la fibre musculaire de la vie animale en général.

B. *Action du chlorure de magnésium sur la sécrétion biliaire*

Dans toutes nos expériences, nous avons constaté, à la suite de l'injection intra-veineuse de chlorure de magnésium, les signes d'une abondante sécrétion biliaire provoquée par l'action de cette substance. Ces signes consistaient, d'une part, en une distension progressive, et souvent considérable, des canaux d'excrétion et de la vésicule que nous avions sous les yeux et, d'autre part, dans la présence d'une quantité insolite de liquide biliaire dans une grande étendue des premières portions de l'intestin grêle, dont la surface interne était fortement colorée en jaune par le liquide qui l'imprégnait.

Cette particularité, relative aux modifications de la sécrétion biliaire, sous l'influence d'une substance dont les effets purgatifs sont réels et remarquables, ne doit pas être négligée, on le comprend sans peine ; son importance et sa signification, dans le mécanisme de l'action purgative, sont faciles à pressentir.

C. *Action du chlorure de magnésium sur les phénomènes mécaniques respiratoires et sur le fonctionnement cardiaque.*

Nous avons déjà signalé les modifications fonctionnelles qui se produisent constamment du côté de la mécanique respiratoire, sous l'influence du chlorure de magnésium, modifications consistant, d'abord, en une accélération dyspnétique des mouvements respiratoires, puis en une suspension de ces mouvements, pouvant être momentanée (syncope respiratoire) ou définitive. Il convient d'ajouter, à ce propos, que nous avons constamment rencontré à l'autopsie soit des ecchymoses sous-pleurales, lorsque la mort a été rapide, soit des traces de congestion apoplectiforme, dans les cas où la mort a été plus lente.

L'étroite solidarité des deux fonctions, respiratoire et circulatoire, devaient facilement faire pressentir que de telles modifications ne pouvaient exister dans l'une, sans que l'autre en eût sa part ; et l'observation de ce qui se passait du côté du fonctionnement cardiaque ne tardait pas, en effet, à confirmer pleinement cette présomption.

L'observation expérimentale a porté, tout d'abord, sur le cœur du chien mis à découvert, et ensuite, sur le cœur de la grenouille interrogée par la méthode graphique.

Dans les expériences precedemment relatées, l'examen des pulsations artérielles et cardiaques nous avait constamment révélé, de même qu'à M. Aguilhon, une accélération primordiale, plus ou moins accentuée, à laquelle succédait un ralentissement, avec des irrégularités caractérisées par de véritables intermittences.

Dans le dispositif expérimental suivant, ces phénomènes se sont produits avec une remarquable évidence.

Un jeune et vigoureux mâtin, du poids de 11 kilogs, ayant été insensibilisé complètement, à l'aide d'une injection intra-veineuse de chloral, fut soumis à la respiration artificielle ; puis le ventre et le thorax furent largement ouverts, afin de mettre à nu le cœur, et de pouvoir suivre *de visu* les modifications de cet organe.

Les battements sont tellement lents et faibles que nous craignons de les voir s'arrêter.

Nous injectons immédiatement, mais modérément, par la peine saphène, 3 centimètres cubes d'une solution de chlorure de magnésium, dosée 0 gr. 20 par centimètre cube, ce qui donne 0 gr. 60 de principe actif.

L'injection est à peine terminée que les contractions reprennent manifestement plus de force et deviennent plus fréquentes, mais elles présentent, en même temps, certaines modifications, consistant en un arrêt momentané ou intermittence, qui se produit à peu près tous les 4 ou 5 battements. L'injection est reprise et continuée, mais à peine avons-nous introduit de nouveau 1 centimètre cube et demi de la solution, que le cœur s'arrête cette fois, complètement, et en diastole, donc distendu.

Nous le laissons quelques instants, environ deux minutes, dans cet état, puis nous appliquons une légère chiquenaude à la surface ventriculaire, tout aussitôt le muscle cardiaque répond par une contraction totale et énergique.

Si nous saisissons la pointe de l'organe à pleine main, et si nous le comprimons, comme pour le vider, il réagit immédiatement par une, deux, trois contractions successives et énergiques ; durant ce temps, les oreillettes ne cessent pas d'être agitées d'un mouvement trémulatoire rapide. Il suffit de renouveler la chiquenaude sur un point de la surface du ventricule droit, pour provoquer à nouveau, et chaque fois, la contraction que l'on peut ainsi, et à volonté, faire se produire d'une façon en quelque sorte rythmique.

Après huit minutes environ de cet état, nous poussons une nouvelle injection de 3 centimètres cubes de la solution, dans le but de voir si l'excitabilité du cœur ne serait pas momentanément ranimée ; effectivement, quelques contractions se reproduisent à la suite de l'injection.

Puis le cœur s'arrête, cette fois définitivement, et sans qu'il soit possible de raviver, par un moyen artificiel quelconque, ses battements.

L'excitation des nerfs vagues, par un courant induit faible, ne donne lieu à aucun effet appréciable du côté de l'organe central de la circulation.

Ajoutons qu'à la suite de la deuxième injection, les intestins s'étaient lentement contractés, en nœuds serrés et persistants, que ces contractions s'étaient étendues jusqu'à l'estomac lui-même.

L'intérêt et la signification de cette observation expérimentale gisent surtout dans les modifications fonctionnelles dont le cœur a été le siège.

Ces modifications sont remarquables et consistent essentiellement en des phénomènes d'intermittence ou d'arrêt, soit momentanés et se reproduisant à des intervalles à peu près égaux, soit définitifs, sans que la contractilité du muscle cardiaque soit perdue.

Non seulement elle n'est point perdue, mais elle paraît être manifestement accrue et excitée ; de telle sorte que le chlorure de magnésium semble bien exercer, ainsi que nous l'avions annoncé, une influence excitatrice sur la contractilité intestinale, comme sur la contractilité cardiaque.

Cette influence est mise hors de doute en sa parfaite évidence par l'application de la méthode graphique à l'étude du fonctionnement cardiaque chez la grenouille. Sous l'influence du chlorure de magnésium, enfin, les modifications d'aspect physique éprouvées par le sang, au contact du chlorure de magnésium, modifications qui consistent surtout en une exagération de la couleur rouge et rutilante, comme sous l'influence d'une suroxygénation, semblent témoigner d'une action particulière, exercée par ce composé sur le liquide sanguin ; action qui pourrait bien être la cause prochaine des modifications fonctionnelles, dues à son influence sur l'organisme vivant.

2° Le chlorure de sodium (1)

Ce sel n'entre que pour une très faible partie dans nos éléments cellulaires ; par contre, il est l'un des principaux constituants des divers liquides de l'organisme, sang, lymphe, etc.

Ingéré, il irrite légèrement les muqueuses du tube digestif supérieur, et augmente, par action réflexe, les sécrétions salivaires, gastrique et intestinale. A l'action chlorhydrique des glandes stomacales et au chlorure de potassium qui, on le sait, existe dans les hématies et dans les cellules musculaires, il donne son chlore ; à la bile il paraît céder sa soude.

(1) Châtel-Guyon, par le Dr Saint-René Bonnet.

Il amène des selles liquides, quand on le prend à la dose de 40 à 50 grammes ; mais des vomissements et des douleurs abdominales surviennent, dès qu'on dépasse cette dose.

Injecté dans l'organisme en quantité minime (sérum artificiel), il agit puissamment sur les éléments du sang, excite les centres nerveux et se montre un tonique remarquablement utile et rapide dans son action.

3° Le gaz carbonique (1).

Ingéré, il agit sur le tube digestif, dont il augmente les sécrétions salivaires et gastro-intestinales, tonifie les enveloppes musculaires de l'estomac, régularise l'action du viscère par son influence, tantôt excitante, tantôt calmante, sur les extrémités du pneumogastrique, diminue les fermentations putrides stomacales et intestinales, par son action antiseptique propre.

II. — PHYSIOLOGIE SPÉCIALE DES EAUX ENVISAGÉES

Au contraire des eaux allemandes et des eaux italiennes qui sont prises à doses massives et à jeun, les eaux de Châtel-Guyon sont administrées en quantité moindre et à dose fractionnée avant les principaux repas. Le traitement commence par de faibles doses, 100 grammes par exemple une heure avant chaque repas, pour atteindre ensuite un maximum variable suivant les médecins et suivant les malades, maximum qui est en moyenne de 800 grammes ainsi répartis :

200 grammes à 10 heures du matin,

---

(1) Châtel-Guyon, par le Dr Saint-René Bonnet.

200 grammes à 11 heures du matin,
en supposant le déjeuner à midi,
puis :
200 grammes à 5 heures,
200 grammes à 6 heures,
le dîner ayant lieu à 7 heures.

Les sources ferment entre 6 et 7 heures ; l'habitude n'est donc pas de boire les eaux après dîner, comme à Vichy, par exemple, où les sources restent accessibles jusqu'assez tard dans la soirée.

Le goût des eaux de Châtel-Guyon est indifférent. Elles se boivent avec facilité et on voit aux sources des personnes en absorber en peu de temps et sans effort d'assez grandes quantités. La plus agréable est celle de la source Marguerite.

Les médecins de Châtel-Guyon (Saint-René Bonnet, 1900) distinguent avec raison les effets d'après la quantité d'eau absorbée.

A. Eau prise en quantité moyenne, inférieure a 1 litre ou 1 litre 1/2.

Intestin. — Selles plus faciles, plus régulières, molles, non moulées, rarement diarrhéiques. Elles prennent bientôt une teinte verdâtre qui s'accentue et semble indiquer une hyperfonction de la glande hépatique.

Estomac et nutrition. — Très souvent quelque temps après l'ingestion apparaît une sensation de faim très vive.

Souvent aussi ces eaux semblent un peu lourdes à l'estomac et dans les premiers jours de la cure s'établit un certain état nauséeux qui disparaît par la suite.

Si l'on considère le rapport entre les substances ingérées et les substances éliminées par les matières fécales on voit qu'il se modifie sensiblement sous l'influence de la cure.

M. Pessez a vu que :

1° Les dépenses en azote l'emportent sur les recettes.

2° Les dépenses en acide phosphorique sont moindres que les recettes.

3° Les dépenses en acide sulfurique sont supérieures aux recettes.

4° Les dépenses en chlore excèdent les recettes de 5 gr. 938.

5° Les dépenses en chaux et en magnésie se balancent avec les recettes.

Il se produit en somme une élimination :

d'azote,

de chlore,

d'acide sulfurique ;

une économie d'acide phosphorique.

Appareil urinaire. — (Pessez, *Action des eaux de Châtel-Guyon sur la nutrition*, 1904). D'une façon générale, l'action de l'eau de Châtel-Guyon se traduit par :

Une augmentation :

1° du volume de l'urine,
2° de la densité,
3° de l'azote total,
4° de l'urée,
5° des chlorures,
6° de la chaux,
7° de la magnésie,
8° de l'acide sulfurique.

Une diminution :

1° de l'acide urique,
2° de l'acide phosphorique,
3° du rapport de l'acide phosphorique à l'azote total.

Les eaux de Châtel-Guyon, en ralentissant notamment la désassimilation phosphorée, agiraient donc à la manière des eaux arsenicales.

Par contre, l'accroissement de l'azote total et de

l'urée, l'élévation du rapport azoturique sont la preuve d'échanges plus actifs.

Quant à la diminution de l'acide urique, elle est le plus souvent précédée d'une élévation momentanée indiquant une décharge d'acide urique préformé.

D'autre part, le dosage des chlorures et du chlore dans les urines et les matières fécales pendant et après l'usage des eaux de Châtel-Guyon (Pessez, 1900) montre une progression décroissante, la totalité des chlorures par 24 heures descendant pour les matières fécales de 3 gr. 320 (période d'ingestion d'eau de Châtel-Guyon) à 0 gr. 149 (5 jours suivants) et à 0 gr. 018 (5 jours suivants).

Le même phénomène s'observait parallèlement dans les urines (27 grammes à 16 grammes, puis 11 grammes).

Appareil génital :

Chez l'homme : on aurait constaté un effet parfois très marqué sur la spermatogénèse (Saint-René Bonnet) ;

Chez la femme : tous les médecins de Châtel-Guyon s'accordent pour dire que la menstruation se régularise en date, durée et quantité ; elle est aussi moins douloureuse.

Système nerveux : Comme bien d'autres eaux minérales, notamment celles de Karlsbad et de Vichy, les eaux de Châtel-Guyon déterminent souvent après leur ingestion, surtout leur ingestion trop rapide, des bouffées de chaleur, de la céphalée, parfois même de véritables symptômes de congestion cérébrale. Ces accidents sont surtout à redouter quand l'eau est prise en quantité supérieure à 1500 grammes.

B. Eau prise en quantité supérieure a 1500 grammes

C'est alors que se manifeste une véritable action purgative. « Les médecins qui conseillent de fortes doses veulent imiter les paysans dont la constitution robuste permet de supporter un nettoyage complet de leur tube digestif, et une sudation exagérée. D'ailleurs cet effet puissant une fois obtenu, ils n'en cherchent pas le renouvellement (1). »

Ces données générales montrent l'action des eaux de Châtel-Guyon sur un grand nombre d'organes. Nous allons voir qu'aucun n'est sensible comme l'intestin.

Déjà nous savons que des doses considérables sont purgatives et cette action dont on a fait longtemps une caractéristique de Châtel-Guyon est un phénomène banal dans la physiologie des eaux minérales qui toutes provoquent de la diarrhée quand elles sont prises à dose d'indigestion.

Au contraire, des quantités moyennes ont une action toute différente. MM Loeper et Esmonet étudiant la cryoscopie des eaux de Châtel-Guyon et leur action osmotique sur l'intestin ont vu qu'elles sont rapidement absorbées.

Ils en injectèrent une certaine quantité dans des anses intestinales de lapin, puis deux heures après l'injection, examinaient le contenu de l'intestin. Leurs expériences sont d'autant plus significatives qu'elles ont porté en même temps sur une eau purgative, celle de Villacabras :

Au moment de l'injection

	Quantité de liquide	Point cryoscopique
Villacabras	10 cc.	2,32
Châtel-Guyon	10 cc.	0,35

2 heures après l'injection

Villacabras.............	32 cc	0,63
Châtel-Guyon	5 cc	0,62

(1) Voir Congrès international de Physiothérapie, 1910. Rapport sur le fonctionnement de l'intestin dans les cures alcalines par G. Parturier.

Ces chiffres montrent, indépendamment du passage de l'eau de Châtel-Guyon à travers la paroi intestinale, le phénomène bien connu maintenant par lequel les liquides introduits dans l'intestin tendent à une concentration molléculaire constante.

Quant aux modifications de la tonicité des fibres lisses intestinales, très nettes dans l'intestin grêle, elles sont particulièrement intéressantes au niveau du colon. M. Esmonet a constaté chez la plupart des constipés atones l'apparition, au cours du traitement, d'un spasme portant tour à tour sur les différents segments du colon. Il commence par le colon descendant, puis s'étend au colon transverse, enfin au colon ascendant et au cœcum. Cette contraction devient ainsi totale, il est rare qu'elle reste localisée. Elle apparaît en moyenne du septième au neuvième jour de la cure.

Sa persistance est telle en général que la plupart des malades partent sans qu'elle soit encore dissipée. Ce spasme colique n'empêche d'ailleurs pas les malades d'aller spontanément à la selle pendant la durée du traitement.

L'examen d'un grand nombre d'observations d'atones intestinaux permet aussi de penser qu'il existe un lien étroit entre le spasme et le retour des fonctions expultrices, la constipation ne cédant qu'après l'apparition du spasme, et les fonctions intestinales n'arrivant pas à s'établir chez les atoniques dont l'intestin reste flasque.

C'est ce qui justifie les conclusions de M. Esmonet : « L'atone intestinal guérit à Châtel-Guyon, à la faveur d'un spasme dont la présence permet le plus souvent de porter un pronostic favorable et dont l'absence peut obliger à soulever des réserves sur la guérison, tout au moins en tant que prochaine. (1) »

Si le malade ne doit pas s'attendre à un effet purgatif,

(1) Esmonet, *Mécanisme d'action de quelques eaux purgatives ou dites purgatives*. Société de Médecine et de Chirurgie pratique, 20 avril 1905.

mais à une simple régularisation intestinale, peut-il l'espérer dès les premiers jours du traitement ? Non seulement l'effet n'est pas immédiat, mais il peut s'attendre à ce que au début la constipation s'exagère encore. « Il y a beau temps que les médecins de Châtel-Guyon ont signalé d'une part l'inocuité de périodes de constipation qui en temps ordinaire seraient intolérables, d'autre part, l'avantage d'user au minimum de tous les procédés évacuateurs si l'on désire obtenir les résultats les plus certains et les plus propres à prévenir le retour de la constipation. On n'hésitait pas autrefois à laisser constipés, pendant 8, 10, 12 jours, des malades qui circulaient tout surpris de se sentir dispos, en appétence, et le ventre libre, alors qu'il était manifestement onéré. »

« Cette méthode ne prévaut plus, et nous pensons qu'il y a avantage à ne pas soumettre à d'aussi longues épreuves l'intestin de nos malades, mais, pratique pour pratique, nous préférerions encore l'ancienne à toutes celles qui tendraient, par une sorte de condescendance et de compréhension mal entendue des désirs et des intérêts de nos constipés, à leur procurer, coûte que coûte, une exonération quotidienne par d'autres agents que les agents physiques et l'eau même de nos sources.(1) »

Les eaux de Châtel-Guyon agissent surtout après la cure. « Ce n'est que plus tard, postérieurement à la cure, c'est-à-dire entre cinq jours et deux mois (exceptionnellement trois mois) après le traitement thermal que le client de Châtel-Guyon voit son intestin sortir de sa longue torpeur et reprendre normalement et régulièrement sa fonction contractile.

Ajoutons toutefois que ce même malade, soumis à l'action d'une seconde et d'une troisième cure dans les années consécutives, peut bénéficier sur le champ de ces heureux résultats.

De même, chez les enfants, les effets curatifs se font

(1) Esmonet, *Les effets immédiats de l'eau de Châtel-Guyon*, 1905.

attendre moins longtemps et se constatent le plus souvent, mais pas toujours, pendant leur séjour même à la station. (1) »

Microbisme intestinal. — Le Dr Pessez (1900) pour examiner l'effet des eaux de Châtel-Guyon sur le microbisme normal a institué une expérience de 59 jours.

Il est arrivé à ce résultat remarquable que :

« 1° La moyenne des germes dans les matières fécales augmente sous l'action des eaux de Châtel-Guyon.

« 2° Cette augmentation déjà très notable pour une prise de 600 grammes d'eau par jour, s'élève considérablement avec une prise de 1.000 grammes par jour ;

« 3° Cette augmentation ne se produit pas seulement dans les selles durant les jours où on boit l'eau de Châtel-Guyon, mais elle se continue bien au-delà de la période de boisson. »

Et M. Pessez conclut :

« Les eaux de Châtel-Guyon désinfectent donc l'intestin et provoquent une asepsie relative et prolongée de ce canal. »

Il faut ajouter que ces recherches n'ont porté que sur un individu et qu'il serait par conséquent injuste de vouloir, retournant l'argumentation de M. Pessez, les opposer aux expériences entreprises à Montecatini sur la même question.

Action générale. — L'état général s'améliore presque toujours avant le rétablissement des fonctions intestinales.

Les forces reviennent avec une respiration plus libre, un pouls plus énergique, les malades prennent un facies meilleur. Leur teint s'éclaircit, le regard est plus vif.

M. Pessez, guidé par d'ingénieuses théories, rapproche la composition chimique du corps humain et de l'eau

(1) Pessez, *Quatre vérités sur Châtel-Guyon.*

de Châtel-Guyon. L'eau minérale fournirait ainsi à nos organismes déminéralisés les éléments d'une thérapeutique « reminéralisatrice (1). »

Conclusions

Les eaux des trois stations Homburg, Montecatini et Châtel-Guyon ont une action élective sur l'intestin.

Prises froides et en grande quantité, c'est-à-dire dans les conditions où on les boit en Italie et en Allemagne, elles sont simplement purgatives et agissent secondairement sur le foie et le pancréas soit par réflexe à la manière de toute solution alcaline passant sur la muqueuse duodénale, soit en provoquant une déplétion de la circulation portale, soit enfin en débarrassant le tube digestif de substances toxiques.

Comme les purgatifs salins elles peuvent aussi avoir une action irritante sur l'estomac.

Prises chaudes ou tièdes et à petites doses comme elles le sont actuellement à Châtel-Guyon, elles ne provoquent pas d'effets immédiats parce que leur température, leur isotonie, leur faible quantité en permettent l'absorption, mais leurs résultats parfois un peu tardifs n'en sont que plus durables. En effet, elles n'imprègnent pas seulement la muqueuse et les tissus de l'intestin, mais elles pénètrent l'organisme tout entier.

Leur teneur en chlorure de magnésium trois fois plus forte que celle des eaux étrangères leur vaut une action toute spéciale sur le système musculaire lisse en général et les fibres de l'intestin en particulier.

Enfin la température des eaux de Châtel-Guyon leur enlève ce que la composition chimique des eaux chlorurées sodiques peut avoir d'irritant pour l'estomac.

---

(1) *La minéralisation humaine, ses défaillances, sa thérapeutique*, par le Dr Pessez, 1900.

CHAPITRE V

ÉTABLISSEMENTS

Il existe à Châtel-Guyon deux grands Etablissements d'hydrothérapie appartenant à la Compagnie fermière.

Les deux premiers sont situés dans le parc au voisinage des sources. Le plus considérable et le plus récent aussi est voisin du Casino. Etendu sur 1700 mètres carrés, il est adossé au rocher qui supporte le Chalusset, et qu'il a fallu entailler profondément au pic et à la dynamite pour asseoir les ailes et le corps transversal du monument.

La façade est tournée vers l'entrée du parc et s'offre immédiatement à la vue du promeneur avec son allure un peu lourde. Un corps central surélevé ouvre trois grandes portes que surmontent des fenêtres à plein cintre. A droite et à gauche les ailes s'étendent avec leur double rangée de fenêtres romanes qui éclairent les cabines. En se repliant en arrière vers la montagne jusqu'au corps transversal qui les unit à nouveau, elles donnent à l'ensemble de l'édifice sa forme quadrilatère. Lorsqu'on pénètre par une des trois portes de la façade on se trouve dans un vaste vestibule auquel ses colonnes de porphyre et son plafond cintré donnent l'aspect d'une crypte byzantine. Ses dimensions (250 mètres carrés sur 9 mètres de hauteur) lui permettent d'abriter en grand nombre les baigneurs contre les caprices du temps, et sa disposition, de servir de confortable salon d'attente ou de lecture. A droite et à gauche, deux escaliers à double rampe conduisent à l'étage supérieur, tandis que dans l'encadrement du fer à cheval que chacun d'eux dessine, quelques marches descendent aux galeries du rez-de-chaussée. Ces galeries largement éclairées par un plafond en dalles de verre ont leurs murailles tapissées de faïence aux couleurs claires vernissées.

Le sol est fait d'un carrelage de marbre et au milieu des galeries court un tapis de linoléum où de place en place, à des intervalles réguliers, s'ouvrent les bouches destinées à recevoir les clefs qui règlent l'arrivée de l'eau dans chaque cabine.

Les planches que tapisse le linoléum recouvrent une canalisation cimentée qui contient trois conduites métalliques; l'une représente la bifurcation du réservoir central des eaux minérales venues des griffons elle alimente les bains d'eau courante, une autre plus petite amène l'eau surchauffée destinée aux douches sous-marines, une troisième beaucoup plus considérable sert au vidage des baignoires. Les écrous qui ouvrent ou ferment les tuyaux secondaires branchés sur ces conduites principales, et conduisant l'eau aux cabines elles-mêmes, sont visibles et portent des points de repère, si bien que le système de robinetterie est absolument soustrait aux caprices du malade et se trouve facilement contrôlé par le médecin-directeur. En passant devant chaque cabine, il peut voir si les prescriptions médicales indiquées sur la porte par le ticket de bain ou douche placé en évidence, concordent bien avec la disposition des écrous commandant telle ou telle tuyauterie.

Il existe ainsi de part et d'autre des galeries du rez-de-chaussée :

35 cabines à droite pour les hommes,

44 cabines à gauche pour les dames.

Le premier étage a la même disposition, mais il est réservé aux deuxièmes classes :

25 cabines dans l'aile droite pour les hommes,

30 cabines dans l'aile gauche pour les dames.

A part deux cabines de grand luxe tapissées de marbre et porcelaine avec cabinet de toilette et garde-robe particulière, toutes les cabines de bains se ressemblent : une sur deux possède le dispositif à douche sous-marine.

C'est une salle haute de plafond, largement éclairée d'une part sur la galerie lumineuse qui y donne accès, d'autre part sur l'extérieur. Les murs stuqués badigeonnés de vert d'eau, laisseraient paraître la moindre tache et réclament un nettoyage parfait. Au fond de la pièce, une céramique blanche bordée de bleu tapisse le coin où se trouve la baignoire. Celle-ci est creusée dans le sol qu'elle ne dépasse que d'une quinzaine de centimètres. La partie supérieure est recouverte de céramique, tandis que le fond, de ciment grisâtre, garde le dépôt rouge d'oxyde de fer laissé par les eaux. Un portemanteau, une table de toilette avec une glace, deux chaises en bois laqué blanc forment le mobilier parfaitement lavable de la cabine.

Pour la douche sous-marine, un tube vertical sort de terre près de la baignoire, continué par un tuyau de caoutchouc annelé auquel on peut adapter la lance ou la pomme d'arrosoir dont on se sert habituellement pour ce genre de douches.

La douche sous-marine est le seul procédé balnéothérapique pour lequel on ait éprouvé le besoin de modifier la température de l'eau minérale. On l'élève aux environs de 50° au moyen d'une sorte de bain-marie gigantesque, aménagé dans un pylône derrière l'établissement.

C'est dans le pavillon d'arrière que sont groupés les

services accessoires de mécanothérapie et d'électrothérapie, et cette partie de l'établissement a été disposée de telle façon qu'on puisse la faire fonctionner isolément pendant l'hiver ; on y a rassemblé avec les services accessoires, les éléments essentiels de la cure châtelguyonnaise. C'est là aussi que se trouve le chauffe-linge : une série d'armoires de fer où le linge est étagé au-dessus d'un réchaud. Ce système, inspiré d'un dispositif italien, fournit une température constante et a donné les meilleurs résultats.

Etablissement Henry

L'Etablissement Henry allonge ses deux ailes relevées aux angles de pavillons carrés, tout à l'extrémité du parc supérieur. Sa façade de pierres blanches et noires, que domine la coupole du vestibule central, regarde les parterres de fleurs qui s'élèvent vers les terrains de tennis.

Comme le Grand-Etablissement, l'Etablissement Henry est divisé en deux parties droite et gauche symétriques, et à peu près égales en importance au point de vue balnéothérapique : l'une droite pour les dames, l'autre gauche pour les hommes.

Elles comprennent d'abord des cabines au nombre de 35 pour bains à eau courante avec douche sous-marine, absolument semblables à celles du Grand-Etablissement, à part, bien entendu, la note de luxe et d'élégance qui est en faveur de l'établissement le plus récent.

Il existe néanmoins entre les bains Henry et ceux du Grand-Etablissement une différence importante dans la température de l'eau sur laquelle nous aurons à insister.

Il y a aussi deux cabines pour bains d'eau douce, une autre pour bains médicamenteux, deux cabines pour eau minérale dormante qui n'ont rien de particulier que leur destination. Ce qu'il y a de spécial à l'Etablissement

Henry, c'est le service des Douches, des Lavages intestinaux et des Lavages d'estomac.

Nous insisterons sur les Lavages intestinaux qui sont en honneur à Châtel-Guyon. Ils se donnent dans des cabines spéciales, au nombre de 28, où sont disposés :

1° Un lit de toile cirée perforé ou non en son milieu. Le plus souvent, le lit est articulé de manière à pouvoir donner au siège du patient une position élevée.

2° Un bock où l'eau minérale naturelle et l'eau minérale surchauffée au bain-marie arrivent par deux tuyaux convergents. On obtient ainsi une température moyenne qui peut atteindre 48-49°. Le bock est mobile sur une planchette verticale graduée ce qui permet de régler la pression.

3° Un w.-c. avec chasse d'eau et tout à l'égout, un lavabo avec savon antiseptique complètent l'ameublement de la pièce qui est désinfectée soigneusement à la formaldéhyde après chaque opération.

Cent vingt à cent cinquante irrigations intestinales sont ainsi administrées chaque jour au moment de la forte saison (contre 500 bains environ).

Quant aux lavages d'estomac, on n'en fait guère qu'une cinquantaine par an. Dans chaque salle (une pour homme, une pour dame) deux dispositifs permettent de les pratiquer, soit directement par un robinet auquel s'adapte le tube de caoutchouc, soit surtout au moyen du bock classique.

Enfin, dans les deux services (homme et femme) on a aménagé une salle de massage sous l'eau. Elle présente, bien qu'élémentaire, la disposition habituelle : un lit au-dessus duquel plane un système mobile garni de robinets à renversement pouvant diriger sur le malade soit la douche en pluie, soit un jet plein suivant la région et le but thérapeutique qu'on se propose.

Les douches sont, par contre, très bien installées et dirigées par un personnel instruit. Elles se donnent dans une salle spacieuse et claire où l'on voit à l'un des angles la douche en cercle dominée d'une vaste pomme d'arroseir, tandis qu'à l'angle opposé s'élève l'appareil un peu spécial des douches locales : trois pommes d'arrosoir quadrangulaires s'étagent verticalement pouvant être dirigées sur la poitrine, l'abdomen et les membres inférieurs du patient, ou, le sujet ayant fait demi-tour, frapper toute la hauteur de la colonne vertébrale. Le centre de la pièce est occupé par la douche en jet. Deux lances sont nécessaires, l'une pour l'eau minérale naturelle à 30°, l'autre pour l'eau chaude, ce qui donne un caractère un peu spécial à ces douches de Châtel-Guyon pour lesquelles on n'a pas pu installer le mélangeur usité dans les autres établissements.

C'est encore à l'Etablissement Henry qu'on prépare et qu'on applique les « cataplasmes de boue ».

Conclusions

L'importance des établissements que nous venons de passer en revue nous montre assez le développement de la balnéothérapie à Châtel-Guyon.

Si l'on voulait juger d'après le luxe et le confortable des installations, Homburg viendrait en tête, puis Châtel-Guyon, puis Montecatini.

Au point de vue du nombre de cabines et de bains administrés, Châtel-Guyon et Montecatini s'équilibrent à peu près, laissant Homburg un peu en arrière.

Enfin, à considérer la nature des procédés balnéothérapiques, il n'est pas douteux que le bain salé et à eau courante de Châtel-Guyon présente un avantage considérable sur les bains à eau dormante même très riches en sel, comme ceux de Montecatini, même très chargés en gaz carbonique comme ceux de Homburg.

Et si les stations allemandes ont emprunté aux stations italiennes les applications du « fango », Châtel-Guyon possède, lui aussi, des cataplasmes de boue, et surtout par ses douches sous-marines, il offre à tous les malades de l'intestin et du tube digestif une thérapeutique externe incomparable.

Ce qui manque encore à Châtel-Guyon, c'est la perfection de détails qu'on trouve dans les stations allemandes : l'abondance du linge, des lavabos, des tapis et surtout des lits de repos qui permettent aux malades de s'étendre et même de sommeiller après le bain.

CHAPITRE VI

BALNÉOTHÉRAPIE

Au point de vue balnéothérapique, trois choses caractérisent Châtel-Guyon :

Les bains à eau courante ;

La douche sous-marine ;

Le cataplasme de boue.

1° Bains a eau courante

Les bains à eau courante de Châtel-Guyon ont le double avantage :

1° D'un renouvellement continu ; la totalité de l'eau se renouvelle à peu près 5 fois en 30 minutes.

2° Et de l'arrivée directe de l'eau des sources dans les baignoires. « On réalise donc à Châtel-Guyon, dans chaque baignoire, pour chaque malade, les conditions que l'on cherchait autrefois à produire en utilisant une piscine commune sur le griffon même de la source, conditions qui étaient et sont encore très appréciées, mais qui obligent à prendre le bain en commun, ce qui est peu dans nos mœurs actuelles, sans compter bien d'autres inconvénients. » (A. Baraduc.)

L'eau dans laquelle le malade se trouve plongé est donc douée de ses propriétés natives auxquelles s'ajoutent les propriétés plus facilement mesurables de ses éléments minéraux multipliés par l'écoulement. Arrivant directement des sources, sans avoir été ni refroidie, ni réchauffée, « elle est ainsi vraiment à l'état de corps vivant, elle constitue vraiment une médication animée. » (Professeur Landouzy). « Cela permet de conserver pendant toute la durée du bain une température constante ; et comme l'eau arrive sans contact avec l'air extérieur, on lui garde une fixité absolue de tous ses principes minéralisateurs, on la préserve de toute déperdition de gaz et lui réserve toutes ses qualités natives. » (Dr Machebœuf). Chaque baignoire de 500 litres contient un total de 3 kg. 584 de substances minérales, et en tenant compte de l'eau qui s'écoule, le corps est en contact, dans les 30 minutes que dure le bain, avec une masse minérale atteignant le poids de 17 kilogrammes environ.

Le même calcul (contenu de la baignoire renouvelé cinq fois dans les 30 minutes) donne un poids d'acide carbonique libre égal à 2 kg. 580. (Saint-René Bonnet, 1900.)

Les sensations et aussi les effets physiologiques sont différents suivant qu'on prend les bains à l'Etablissement Henry où ils sont donnés à une température relativement basse (28°) ou au Grand-Etablissement où ils sont franchement tièdes (34°).

En général, pour ménager les réactions, on commence par prescrire les bains tièdes pour n'envoyer les malades à l'Etablissement Henry qu'après une certaine accoutumance.

La première impression en entrant dans le bain à 34°, est celle d'un contact frais et onctueux ; le corps frissonne et la peau présente bientôt les phénomènes de la « chair de poule ». A ces impressions succède bientôt une sensation de tiédeur de la peau et un sentiment plus profond de bien-être que Guy de Maupassant a parfaitement analysé dans *Mont-Oriol*. Ce bien-être physique ne fait que s'accentuer quand le curiste sorti du bain est enveloppé de linges chauds et soumis à un massage léger de ses membres assouplis.

Comme à Homburg et à Montecatini, il a pu voir, s'il est resté suffisamment immobile, apparaître sous ses yeux un des agents de la cure, l'acide carbonique. Il forme d'extrêmement fines bulles qui couvrent le corps tout entier comme d'un vernis argenté. C'est son contact sans doute qui détermine les picotements et les démangeaisons éprouvées surtout aux membres inférieurs et à la région scrotale dont les plans musculaires se contractent énergiquement. On note encore comme résultats immédiats du bain tiède : une légère oppression en entrant dans l'eau ;

Des modifications du pouls ;

Un abaissement de la température centrale dans le cas, exceptionnel d'ailleurs, où la durée du bain est prolongée ;

Une certaine diurèse immédiate.

Le bain à 28° (Établissement Henry) accentue ces phénomènes. La sensation du début est une véritable impression de froid, parfois désagréable, mais après le frisson, plus net que dans le bain précédent, la réaction est plus vive et la sensation de chaleur plus marquée. La durée de ce bain à 28° est d'ailleurs toujours courte, ne dépassant pas 10 minutes à 1/4 d'heure, tandis qu'on reste en général un peu plus longtemps, 1/4 d'heure à 20 minutes dans le bain plus chaud des Grands-Thermes.

Mais à côté de ces résultats immédiats des bains à eau courante, il est intéressant d'en considérer les effets éloignés. En comparant les effets d'une simple cure de boisson à ceux d'une cure de boisson et de bains associés, M. Pessez a constaté que les bains déterminaient :

1° Une augmentation du volume de l'urine,

2° Une augmentation du rapport azoturique,

3° Une diminution plus marquée de l'acide urique dans les urines.

4° Une augmentation de l'acide sulfurique.

« Le bain à eau courante à Châtel-Guyon aide donc l'action de l'eau prise en boisson en activant davantage encore la sécrétion du rein, les oxydations azotées et l'oxydation du soufre de l'organisme et en diminuant dans une proportion considérable la formation de l'acide urique. »

2° Douche sous-marine

Le doucheur ayant adapté à la conduite flexible dont nous avons vu la disposition, une lance à jet plein ou terminée en pomme d'arrosoir, en plonge l'extrémité dans l'eau du bain à 15 centimètres du corps du patient. Celui-ci est étendu dans la baignoire et reçoit en plein sur l'abdomen le jet d'eau chaude qui se déplace sur le trajet et dans le sens du gros intestin. Cette manœuvre dure environ 2 minutes, elle est, le plus souvent, suivie d'un jet de une minute dans la région du foie.

Quelquefois pour terminer, le doucheur fait retourner le malade et lui promène le jet sur la région lombaire. D'autres fois, la douche abdominale est précédée d'une douche générale. Cette douche sous-marine a l'avantage d'agir sur un corps dont l'immersion favorise la résolution musculaire, ce qui permettra une action aussi directe que possible sur l'intestin, objectif habituel de cette thérapeutique.

La pression est considérable, telle que le jet, même brisé par la pomme d'arrosoir, donne encore l'impression d'être plein. Sa poussée déprime la paroi abdominale et va en quelque sorte exercer sur le gros intestin un véritable massage.

D'autre part, l'eau destinée à la douche a été surchauffée et arrive à une température voisine de 45° ou 50°, tandis que le bain est à 34° ou à 28°. Cette chaleur augmente encore la résolution musculaire de la paroi abdominale et exerce une heureuse influence sur les éléments nerveux de l'abdomen.

3° Cataplasmes de boue

Les douches sous-marines ne peuvent durer que quelques minutes. Il a semblé intéressant dans quelques cas de prolonger l'action locale de la chaleur ; on y arrive à l'aide de cataplasmes de boue. La boue employée à Châtel-Guyon est faite de terre de bruyère, macérée pendant un an dans de l'eau minérale fréquemment renouvelée.

Au début de la saison, on soutire cette eau et on obtient une boue compacte qu'on répartit dans des sacs de toile. Les sacs remplis de boue sont plongés dans de l'eau minérale chauffée à 60° et quand ils ont eux-mêmes atteint cette température, on les apporte dans un seau à la cabine où ils vont être employés :

Le malade vient de se plonger dans son bain, on lui applique sur l'abdomen le sac de boue que des lacets maintiennent solidement fixé.

Ainsi se trouvent ingénieusement combinés l'effet général du bain et l'action locale de la boue surchauffée, combinaison certainement supérieure dans ses résultats à la simple application du Moorumschlag telle qu'on la pratique dans les stations allemandes et autrichiennes.

Douche ascendante *(Irrigations intestinales)*

Le malade s'étend, couché sur le côté droit, pour favoriser la progression du liquide vers le cœcum.

Le bock rempli d'eau à la température prescrite est élevé à la hauteur voulue ; généralement, on ne dépasse pas la pression relativement faible de 30 centimètres.

Le patient reçoit ainsi 500 grammes d'eau destinée à débarrasser l'intestin, puis, dans un deuxième temps un litre à un litre et demi qu'il garde 5 minutes. Chacun a, bien entendu, sa sonde intestinale, rectale, pelvienne ou médiocolique, la pelvienne, longue de 30 centimètres, étant la plus usitée, comme pratiquement la meilleure. Ces sondes sont conservées dans de longs tubes de verre remplis d'un liquide antiseptique. La sonde à double courant est très peu employée à la station.

Bien que Châtel-Guyon tende à devenir de plus en plus la Station des constipés, bien qu'on reconnaisse, en dehors du lavage mécanique, les heureux effets que le contact de l'eau minérale produit sur les muqueuses, la douche ascendante ne reçoit pas, en ce moment du moins, une application aussi large qu'on pourrait s'y attendre.

La raison en est sans doute que les médecins ont cessé de rechercher dans la cure un résultat immédiat et de considérer la constipation comme l'accident redoutable dont il faut avant tout triompher.

Plusieurs médecins cependant, tout en acceptant les idées nouvelles, continuent à utiliser la douche ascendante qu'ils considèrent comme un adjuvant précieux de la cure de boisson et de bains.

Le Dr Esmonet, dans son article *L'abus des lavages d'intestin*, met au point la question : « Cette méthode, susceptible de donner, quand elle est pratiquée en son temps et avec prudence, des résultats satisfaisants, a joui et continue de jouir d'une vogue un peu trop générale dont pourraient bien la faire déchoir tous les excès qu'on commet en son nom... Le praticien doit appuyer sa thérapeutique sur la connaissance qu'il peut avoir de la cause réelle, ou présumée telle, des maladies et modifier ses procédés de traitement en même temps que se modifient ses croyances premières manifestement erronées. Ainsi en est-il pour les lavages de l'intestin. Destinés avant tout à modifier favorablement l'état hypothétiquement inflammatoire de la muqueuse intestinale, quelle est leur raison d'être quand on tend à admettre que l'inflammation, plus exactement l'infection, est la résultante des troubles de l'innervation viscérale bien plutôt qu'elle n'en est la cause ? Ne convient-il pas alors de se borner pour l'emploi de l'entéroclyse, aux indications sur lesquelles tous sont d'accord, à savoir la désobstruction du gros intestin, les fermentations putrides et s'accompagnant de phénomènes d'auto-intoxication, les diarrhées à caractère infectieux et, à l'occasion, lorsque se joignent aux troubles intestinaux des symptômes hépatiques et rénaux ? Alors la nécessité est évidente d'évacuer le gros intestin. Mais, aussitôt ce résultat obtenu, il convient de ne plus recourir à l'entéroclyse que contraint et forcé, de l'espacer de plus en plus, de la pratiquer un jour sur deux, puis deux fois, une fois la semaine, et la supprimer complètement pour n'y revenir que si le retour des accidents initiaux oblige à recourir à ce mode de traitement palliatif et non curatif, car l'entéroclyse, en fait de constipation, ne traite que les effets et non la cause. En dehors de ces indications nettement limitées, la thérapeutique doit se borner aux lavements ordinaires ou huileux, aux laxatifs variés, soigneusement dosés, au massage, à l'électricité et au traitement hydro-minéral. ».

Quant aux lavages d'estomac, ils sont, pour ainsi dire, tombés dans l'oubli. Les salles aménagées pour leur administration donnent l'impression de l'abandon le plus complet (on en donne à peine 50 en une saison) et cet abandon est la marque sans doute de la réaction qui se produit actuellement contre une thérapeutique dont on a peut-être bien abusé, mais aussi d'une spécialisation plus étroite de Châtel-Guyon dans les maladies de l'intestin.

Conclusion

La comparaison peut s'établir entre les stations de Homburg, Montecatini et Châtel-Guyon sur quatre points principaux :

Bains,

Boues,
Douches sous-marines,
Douches ascendantes (irrigations intestinales).

Bains. — Les bains d'eau minérale naturelle sont plus gazeux à Montecatini et surtout à Homburg qu'à Châtel-Guyon où ils le sont pourtant très abondamment.

Mais Châtel-Guyon a le grand avantage d'offrir des bains à eau courante que le débit des sources ne permettra jamais à Homburg et même à Montecatini.

La température des eaux est encore en faveur de la station française : les bains y peuvent être donnés à la température native des sources, tandis qu'à Homburg ou à Montecatini, les malades doivent ou bien se contenter d'une eau vraiment trop froide ou bien ne trouver qu'une eau minérale réchauffée artificiellement.

Les boues reçoivent naturellement dans la station allemande une plus large application, mais l'usage des sacs de boue à Châtel-Guyon nous a paru très intéressant. D'ailleurs, on se préoccupe non seulement d'étendre davantage l'emploi de ce procédé, mais encore de doter la station française des bains de boue tels qu'ils sont organisés dans les plus belles villes d'eau autrichiennes.

On peut dire encore que Châtel-Guyon a l'usage presque exclusif de la douche sous-marine qui n'existe pas à Homburg et n'est qu'à peine employée à Montecatini.

Enfin, dans aucune des stations étrangères, nous n'avons vu d'installations comparables à la douche ascendante de Châtel-Guyon.

CHAPITRE VII

RÉGIMES

Tous les médecins de Châtel-Guyon ne s'entendent pas sur la nécessité absolue d'un régime et nous avons entendu, comme à Vichy, citer le cas de personnes à qui leur cure hydro-minérale permettait de commettre impunément des imprudences. Il est bien évident cependant que l'utilité d'un régime approprié à la maladie et au malade s'impose de plus en plus et que, sans arriver au système un peu draconien des stations allemandes, les régimes tendent progressivement à s'organiser.

On doit actuellement distinguer à Châtel-Guyon le régime individuel et le régime commun, le régime individuel satisfait, à la rigueur, les prescriptions médicales les plus élémentaires. Il fonctionne à Châtel-Guyon d'une manière très suffisante dans la plupart des hôtels où chaque malade peut se faire servir des mets simples correspondant à son état.

Mais pour réaliser le régime vraiment scientifique dans le sens où l'a précisé l'école allemande, il faut toute une organisation compliquée et dispendieuse avec un personnel spécialement stylé.

Un effort très intéressant a été tenté sur ce terrain

par le Dr Mazeran qui, avec des éléments bien simples, obtient déjà des résultats encourageants. Pour assurer à la cure hydrominérale son meilleur adjuvant, la cure diététique, il réclame une direction médicale pour ainsi dire de tous les instants, direction qui n'est possible que dans un Kurhaus, comme celui du Dr Mazeran.

Le médecin assiste aux repas, peut ainsi surveiller constamment le malade et faire évoluer son régime. Cette évolution progressive du régime par l'éducation directrice est d'ailleurs l'objectif de l'ensemble de la cure.

Et pour prendre comme exemple l'affection la plus courante, l'affection typique de Châtel-Guyon, l'entérocolite muco-membraneuse, on fait passer le malade d'une manière très méthodique par les trois stades successifs du

1° Régime hydro-carboné,
2° Régime végétarien :
 a) d'abord a-résidual,
 b) puis résidual, pour arriver enfin à
3° Régime carné.

Chaque convive du Kurhaus a donc son régime ordonnancé en qualité et en quantité, mais pour simplifier le service et éviter les erreurs, les malades ont été classés en quatre catégories s'asseyant chacune à une table spéciale.

La table des hydrocarbonés,

La table du régime végétarien a-résidual,

Celle du régime végétarien résidual,

La table du régime carné où prennent place aussi les simples visiteurs.

La cuisine du Kurhaus est munie des dispositifs les plus parfaits pour assurer la préparation des mets du régime. Le presse-purée qui dans cette enceinte joue un rôle prépondérant a des dimensions et une puissance considérables. On aperçoit aussi toute une armée de tamis avec des malaxeurs et près d'une étuve un stérilisateur pour les boissons Tout à côté dans « l'officine diététique » les aliments végétaux se trouvent classés dans des bocaux étiquetés comme les médicaments dans une pharmacie. Deux grandes étagères contiennent l'une les aliments non résiduaux, l'autre les aliments résiduaux. Un tableau portant la liste des malades avec la désignation de leur régime permet au cuisinier de faire ses menus.

Le résumé suivant donnera une idée du Kurhaus de Châtel-Guyon.

But. — Assurer à la cure hydro-minérale le meilleur adjuvant, la cure diététique.

Organisation. — Direction médicale pour constituer le régime, le faire évoluer, surveiller constamment le malade. (Présence du médecin aux repas.)

Méthode employée. — Evolution du régime par l'éducation digestive en passant par :

1° Le régime des hydro-carbonés,
2° Le régime végétarien :
  a) a-résidual,
  b) résidual,
3° Le régime carné.

Régime qualitatif et quantitatif : donc à chacun son régime.

Fonctionnement. — Classification du malade qui évolue aux quatre tables :

Hydrocarbonés,
Végétarien a-résidual,
Végétarien résidual,
Mixte : viandes et végétaux.

Suivant son état à l'arrivée, il commence à 1 ou 2 ou 3, puis passe d'une table à une autre en raison de la progression ou de la rétrocession.

Particularités du Kurhaus :

1° Chambres modernes avec eau chaude
— — eau froide.
— — tapisserie « Salubra ».

2° Laboratoire annexe (Dr Cuvier),

3° Officine diététique :
Classification des aliments pour répondre aux prescriptions diététiques variées, comme le pharmacien répond aux prescriptions pharmaceutiques (Idée du Pr Landouzy).

4° Cure de repos dans le jardin :
Chaises longues démontables pour donner différentes positions aux malades.

5° Cuisine : Glacière,
— Stérilisateur,
— Etuve,
— Presse-purée,
— Tamis,
— Malaxeur, etc., etc.

6° Salle des sports,

7° Cure psychique :
Milieu,
Livres et pensées (impressions optimistes),
Description,
Automatisme vital.

Conclusions

On s'accorde donc dans les trois stations à reconnaître la nécessité d'un régime pour qui suit la cure hydrominérale. Les médecins de Châtel-Guyon paraissent cependant moins absolus, ce qui tient sans doute à l'action plus douce de leurs eaux.

Les régimes sont actuellement organisés d'une façon qu'on peut dire parfaite à Homburg où tous les hôteliers sont au courant des prescriptions diététiques, ont une cuisine installée dans ce sens et souvent un chef français.

A Montecatini l'application des régimes est beaucoup plus lâche et laissée à l'initiative individuelle.

Châtel-Guyon est en plein travail d'adaptation. Si cette station ne possède pas la forte organisation et la discipline des eaux allemandes, elle offre déjà cependant au curiste qui veut bien le demander la possibilité et même la facilité de suivre à la lettre le régime qui lui a été prescrit.

Un effort considérable et intéressant a été tenté dans la fondation d'un Kurhaus où chaque malade trouve les soins et le régime alimentaire indiqué par son médecin.

Si le cadre est actuellement moins luxueux que dans les établissements semblables de Homburg, l'idée directrice est la même et les résultats comparables.

CHAPITRE VIII

CLINIQUE ET THÉRAPEUTIQUE

Le problème. Physiologie de l'intestin. Séméiologie.

L'obscurité qui enveloppe encore les états pathologiques de l'intestin a rendu difficile le choix d'une classification bien nette. Comme nous avions à nous occuper spécialement des réactions physiologiques et thérapeutiques de l'intestin sous l'influence des eaux minérales, nous nous sommes basés surtout sur les données physiologiques pour nous orienter à travers les différentes maladies qu'il nous a été donné d'observer.

De même qu'au niveau de l'estomac, simple dilatation du tractus digestif, il y a dans l'intestin :

Une muqueuse qui sécrète,

Une musculeuse qui se contracte,

Un système de terminaisons nerveuses apportant à la muqueuse la sensibilité et l'impulsion sécrétoire, à la musculeuse l'excitation contractile.

Ces fonctions sont sous la dépendance des deux grands centres nerveux qui représentent d'une part l'arc cérébro-spinal, d'autre part, le plexus solaire ou sympathique abdominal.

C'est de l'harmonie de ces différentes fonctions que résulte le jeu normal de l'intestin, de l'étude duquel nous écarterons systématiquement la fonction biliaire et la fonction pancréatique.

Sécrétions. — Les travaux modernes ont précisé l'importance de la sécrétion intestinale. Il ne s'agit pas seulement d'un liquide transsudé qui facilite la dilution des matières. Il ne s'agit pas seulement d'un mucus sécrété qui en permet la progression par glissement. Les cellules intestinales, par leur activité propre, élaborent des ferments dont quelques-uns nous sont connus.

Le premier découvert est l'invertine qui dédouble la saccharose en glycose assimilable. M. Delezenne a montré que le suc pancréatique n'exerçait son action que grâce à la faveur d'un ferment de l'intestin : l'entérokinase.

On a montré enfin que la digestion des albuminoïdes était poussée jusqu'à leur transformation en cristalloïdes par l'erepsine. Telles sont les sécrétions connues de l'intestin qui, par leur action sur les substances ingérées, préparent et permettent le rôle principal de l'organe : l'absorption. Ce rôle, il ne peut l'accomplir utilement que si la masse des substances ingérées progresse d'une manière régulière à la surface des villosités intestinales, et que si les déchets sont rejetés au dehors.

Contractilité. — L'intestin possède deux ordres de fibres musculaires : les unes circulaires, les autres longitudinales. Celles-ci en se contractant raccourcissent le segment intestinal en activité, il glisse ainsi de bas en haut ou, plus exactement, d'aval en amont sur les matières qu'il contient, et au-dessus desquelles il va se fermer par la contraction des fibres circulaires ; un nouvel allongement, dû au relâchement des fibres longitudinales, avec persistance de la contraction circulaire, amènera la descente ou la progression des matières.

Tous ces phénomènes sont réglés par des réflexes dont le tube intestinal est lui-même aussi bien le point de départ que le point d'arrivée, par des influences venues de tous les points de l'organisme : sensibilité cutanée, etc., enfin par l'influx nerveux émané des centres cérébraux et spinaux. Ils sont sous la dépendance immédiate du plexus solaire formé des splanchniques et des pneumogastriques.

L'état pathologique résulte de la déviation en plus ou en moins de ces fonctions intestinales :

A) Elles peuvent s'exalter et créer :

Pour la muqueuse, une exagération de sécrétion avec des troubles encore mal connus dans la production des divers ferments.

Pour la musculeuse, des spasmes avec arrêt des matières, leur expulsion intermittente et en masse.

Pour le système nerveux, des phénomènes douloureux spontanés accompagnant spécialement les spasmes et une sensibilité à la pression sur laquelle nous aurons à revenir.

B) Au contraire, les fonctions intestinales peuvent déchoir :

La muqueuse cesser de sécréter ou ne produire que des sécrétions imparfaites, insuffisantes aux actes de la digestion intestinale.

La musculeuse se relâche, ne fait plus progresser les substances alimentaires : elles stagnent et distendent l'organe qui les contient, prêtes à subir ainsi les fermentations et les putréfactions qui vont altérer l'organisme et menacer par intoxication l'état général, en admettant que l'état général, au moins par une prédisposition spéciale, ne soit pas à l'origine des accidents.

Enfin le système nerveux peut lui aussi fléchir dans le même sens, de même qu'il n'éveille plus les contractions des fibres musculaires, de même sa sensibilité abolie ou altérée n'avertit plus le malade du danger en créant le besoin.

Ces deux états d'ailleurs d' « hyperfonction » et d' « hypofonction » intestinales ne constituent pas fatalement des tableaux cliniques aussi tranchés. Et l'on sait combien il est fréquent de rencontrer chez le même malade un colon pelvien contracturé avec un cœcum dilaté, à tel point qu'on serait tenté de penser à une dilatation en amont d'un spasme dont le type au niveau de l'estomac est si bien connu maintenant.

Ces états peuvent donc se combiner et se succéder chez le même sujet pour réaliser les trois grands syndromes qui dominent toute la pathologie des villes d'eau considérées :

Constipation,

Diarrhée,

Entéro-colique muco-membraneuse.

Nous venons d'envisager les fonctions de l'intestin pris en lui-même. On comprend tout ce que cette abstraction a d'artificiel. L'intestin n'est pas un organe isolé : au cours de l'évolution des êtres et de l'individu, le tube digestif a renflé sa partie supérieure pour créer l'estomac, réservoir où les aliments s'emmagasinent et subissent d'importantes transformations qui permettent leur assimilation. L'intestin proprement dit a donné naissance à des glandes hautement individualisées : le foie, le pancréas, et la destinée physiologique et pathologique de tous ces organes : estomac et glandes digestives, est liée intimement à celle de l'intestin.

Aussi devons-nous rechercher, en étudiant un ensemble de procédés s'adressant à l'intestin, quelles sont les maladies intestinales qui existent par elles-mêmes, quelles sont celles qui dépendent d'altérations d'un autre segment du tube digestif ou d'un état général, et enfin le retentissement de ces états intestinaux sur l'organisme en général, sur le reste du tube digestif en particulier.

Ainsi pourrons-nous passer en revue d'une façon méthodique les indications et les contre-indications de Châtel-Guyon, Homburg, Montecatini.

Constipation

La constipation est l'insuffisance de l'élimination des déchets alimentaires. Comme la plupart des phénomènes biologiques, cette élimination varie non seulement suivant les races et les individus mais encore chez le même individu suivant l'alimentation et la dépense d'énergie.

S'il est impossible de fixer un poids normal, il est égalemcnt difficile de préciser la fréquence des selles normales. Elles vont de deux par jour à une tous les deux ou trois jours.

L'interrogatoire doit être conduit de manière à savoir :

Si la constipation est de date récente et peut-être passagère ou ancienne et représentant un état chronique ;

Si la constipation est persistante ou alterne avec de la diarrhée ;

Si la constipation est uniforme ou varie dans sa modalité ;

Si la constipation est opiniâtre ou cède facilement aux purgatifs ou laxatifs ;

Si la constipation est le premier symptôme ou secondaire à d'autres désordres ;

Si la constipation est le seul symptôme ou se trouve noyée dans une symptomatologie complexe ;

En particulier si la constipation est douloureuse ou indolore.

Examen :

1° **Des selles**

Fréquence,

Quantité.

Consistance :

Molle,
Dure,
Très dure.
Facilité d'émission.
Forme :
Cylindrique,
Homogène,
Agglomérat de petites billes,
Ovillées,
Billes dures.
Aliments reconnaissables.
Couleurs :
Noires,
Brunes,
Acholiques.
Odeur.
Eléments anormaux .
Glaires et membranes,
Sang : différents procédés chimiques,
Parasites,
Calculs : lithiase biliaire (ou intestinale).

2° **Du malade :**

Abdomen :
Intestin grêle :
Inspection,
Palpation,
Percussion,
Auscultation : bruit hydroaérique, syndrome de Konig.
Autour de l'ombilic.
Gros intestin : explorer systématiquement :
Les fosses iliaques,
Le trajet transverse du colon :
A la base du thorax
Plus bas, si ptosé.
Rectum : toucher rectal, la constipation surtout chez

les gens âgés pouvant être en rapport avec cancer ou rétrécissement du rectum.

Foie : les trois lobes.

Rate.

Chez la femme :

Reins.

Organes génitaux.

Etat du système nerveux dont on tiendra toujours compte pour le traitement.

Etat du sang : Anémie. (Voir dans quelle mesure la fragilité des globules est en rapport avec état cholémique qui s'accompagne de constipation.

Urines.

Diagnostic :

Faux constipés :

a) Gens qui se portent très bien en allant rarement à la selle — la quantité supplée la fréquence.

b) Gens préoccupés de leurs fonctions et qui, d'ailleurs, ont souvent un certain degré de constipation.

Constipés méconnus :

a) Par insuffisance des selles d'apparence normale.

b) Diarrhée accompagnant l'encombrement intestinal.

Diagnostic causal :

Cas où manifestement la constipation est sous la dépendance d'une lésion d'un autre organe :

1° Foie :

a) Constipation qui suit colique hépatique peut se prolonger et devenir chronique.

b) Constipation de l'ictère chronique par rétention.

c) Constipation des états acholiques en général : les fonctions intestinales n'étant plus réveillées par la bile.

d) « Torpid fever » des anglais : Gens ayant séjourné dans les pays chauds.

2° Pancréas :

Pancréatites chroniques actuellement à l'étude avec ou sans ictère se traduisant par :

Douleur,

Graisse dans les matières fécales,

Glycosurie,

Signe de l'adrénaline (mydriase).

3° Estomac : Dyspepsie surtout hyposthénique bien que dans ces cas il soit difficile de dire si la déviation fonctionnelle n'a pas porté à la fois sur tout le tractus gastro-intestinal.

4° Cas où les troubles intestinaux et gastriques sont vraisemblablement sous la dépendance de lésions utéro-annexielles agissant par réflexe.

5° Intoxication : Saturnisme, etc.

6° Infection : Urinaire. Les vieux urinaires à langue sèche et rouge de Guyon ont au début de la constipation.

B) Cas où la constipation dépend de l'intestin directement :

L'examen fait sentir :

a) Une tumeur indépendante de l'intestin et produisant la constipation par compression :

Tumeur venue d'en haut :

Kyste hydatique,

Vésicule biliaire.

Tumeur venue d'en bas :

Kyste de l'ovaire,

Fibrome.

Ou même grossesse.

b) Une tumeur dépendante de l'intestin :

Masse stercorale (souvent développée autour de calculs et de parasites).

Colon contracturé,

Faciles à distinguer de :

Tumeur cancéreuse ou

Tumeur tuberculeuse.

c) Pas de tumeur :

Individus sédentaires, adonnés au régime carné et au travail cérébral, veillant tard, dits neuro-arthritiques à cause de :

Antécédents héréditaires,

Fragilité du système nerveux.

Tendance à :

Douleurs rhumatoïdes,

Phénomènes congestifs du côté des viscères.

Plusieurs degrés :

1°) Individus ayant des selles à peu près régulières si exercice habituel : escrime, promenades à cheval ou à pied, si alimentation bien équilibrée en végétaux, et qui se constipent par changement d'habitude.

Examen :

Bonne paroi,

Intestin pas perçu nettement, pas douloureux,

Foie normal en volume, rebord hépatique sensible.

2° Constipation habituelle avec selles facilement obtenues par laxatifs (lavements, magnésie effervescente, rhubarbe, etc.)

De temps en temps troubles digestifs, variation de la coloration des selles.

Examen :

a) Ventre un peu fort, colon sensible spontanément et par la pression à un de ses angles, souvent le sous-hépatique, d'où confusion possible avec sensibiiité hépatique. Foie pas gros mais perçu à cause de sa consistance augmentée.

b) Chez la femme :

Troubles utéro-annexiels, constipation plus marquée aux époques menstruelles.

3° Constipation habituelle tenace avec de temps en temps débâcles, douloureuses ou non, par indigestion, troubles gastriques plus marqués.

A l'examen, deux types :

a) Paroi bonne, souvent de tonicité inégale, par exemple : forte tonicité des grands droits avec faiblesse de la paroi en dehors d'eux, souvent bombement oblique des régions iliaques. En obtenant relâchement de la paroi (respiration ample, genoux fléchis), on constate tonus intestinal exagéré, masse résistante autour de l'ombilic. Cadre plus ou moins contracturé du colon. Toucher rectal : Introduction du doigt souvent difficile à cause de l'exagération de tonicité du sphincter, le doigt introduit est fortement serré.

b) Paroi flasque laissant souvent se dessiner :

1º Saillie médiane de la masse intestinale grêle écharpée par le colon plus ou moins ptosé.

2º Saillie latérale des colons ascendant et descendant.

3º Quelquefois saillie de l'estomac dilaté.

Il s'agit de femmes ; plusieurs degrés :

1º Colon apparent, le colon transverse est à peu près à sa place. Saillie médiane de l'intestin grêle, mais le ventre ne tombe pas ; il y a clapotage gastrique après un repas modéré, mais pas de dilatation proprement dite. Foie un peu gros descendu. Rein en place. Utérus normal comme position. Troubles menstruels fréquents.

2º Saillie marquée des fosses iliaques, colon transverse voisin de l'ombilic. Estomac atone, digestions lentes et pénibles, clapotage longtemps après l'ingestion. Foie déborde franchement (ptosé). Rein un peu mobile (après position assise et toux). Utérus en anté ou rétroflexion ou version.

3º Ventre tombant, peau flétrie, vergeturée. Colon transverse au niveau ou au-dessous de l'ombilic. Rein très mobile sous un foie ptosé. Utérus abaissé en rétroversion ou flexion (en général, très nombreux accouchements dans les antécédents, troubles fonctionnels très marqués, nécessité de lit et chaise-longue au moment des règles.

II. Diarrhée

Interrogatoire pour savoir :

Si la diarrhée est persistante ou alterne avec constipation ;

Si premier symptôme ou secondaire à d'autres troubles.

Moment de son apparition :

a) Quelconque,

b) Après repas, immédiatement :

Tuberculose diffuse,

Diarrhée nerveuse.

c) Influence quelconque :

Nature des aliments ;

Température des aliments ;

Froid extérieur ;

Fatigue.

Autres symptômes : douleur ou non.

Examen des selles :

Fréquence ;

Facilité d'émission ;

Quantité ;

Couleur :

Ocre ;

Noire ;

Verte.

Odeur.

Eléments anormaux :

Glaires ;

Sang ;

Granulation (comme dans la tuberculose) ;

Matières non digérées ;

Lithiase intestinale.

Diagnostic :

Fausses diarrhées ;
Élimination de rectites.

En présence de diarrhée chronique non cancéreuse ni tuberculeuse, se demander d'abord s'il ne s'agit pas d'un processus de défense : élimination de toxines : urémie chronique, goutte, diabète.

Diagnostic causal :

Cause non intestinale :

A. Glandes digestives :

Foie : Diarrhée ocre d'urobiline : cirrhose alcoolique surtout atrophique ;

Diarrhée bilieuse des hypercholies : cirrhose hypertrophique et surtout biliaire.

Pancréas :

Diarrhée pancréatique encore mal connue.

B. Estomac : beaucoup plus rarement que le foie entraîne diarrhée ; dyspepsies pures s'accompagnant assez rarement de diarrhée ; diarrhée surtout dans les cas d'hyposthénie gastrique avec fermentation, les matières irritent l'intestin qui :

1° Sécrète ;

2° Se contracte trop rapidement pour permettre la résorption des parties liquides.

Cause intestinale :

C) Intestin :

Diarrhée des pays chauds ;

Dysenterie : glaires et sang ;

Entérites chroniques : pullullation microbienne sous l'influence principalement d'intoxication alimentaire.

Diarrhée nerveuse d'origine assez mal déterminée :

Circulatoire ;

Sécrétoire ;

Péristaltique (péristaltisme trop rapide : les liquides n'ont pas le temps d'être résorbés).

Plusieurs degrés :

a) Simple facilité chez des émotifs à avoir des garde-robes liquides avec besoins impérieux à l'occasion de circonstances banales de l'existence. Apparence de santé parfaite.

b) Selles fréquentes, besoins impérieux spécialement après les repas. Sujet d'un nervosisme marqué ; insomnie ; fatigue ; capables d'efforts considérables, mais passagers, après lesquels épuisement : c'est au moment de ces phases de dépression que les troubles intestinaux atteignent leur maximum ; amaigrissement ; l'ensemble fait souvent poser le diagnostic de tuberculose.

III. — Syndrome spécial

comportant constipation et diarrhée, atonie et contracture avec élément particulier : la fausse membrane :

Entéro-colite muco-membraneuse

Forme moyenne :

Constipation avec débâcles diarrhéiques contenant :

Fausses membranes, lambeaux de mucus pouvant mouler l'intestin et accompagnées de :

Coliques intestinales souvent violentes.

Examen : Paroi contractée : ventre excavé ;

Ou paroi relâchée : ventre tombant en besace.

Palpation de l'abdomen : état spasmodique segmentaire de l'intestin, ensuite (dans phase d'atonie) il y a « comme un vide dans l'abdomen ». A la contracture succède l'atonie : la musculature cesse de lutter contre l'obstacle comme la vessie contre un rétrécissement de l'urètre. Foie peut être gros, plus souvent petit (Lœper et Esmonet).

Formes cliniques :

1º Bénigne, intermittente, localisée ;
2º Grave ;
Avec fréquence des selles ;
Avec paroxysmes douloureux et constipation simulant l'appendicite ;
Dysentériforme, glaires sanguinolentes ;
Avec paroxysme fébrile rappelant la typhoïde.

Ces considérations physiologiques et cette séméiologie générale vont nous permettre de considérer plus facilement les cas particuliers des trois villes d'eaux.

Constipation

A Châtel-Guyon comme dans les stations allemandes et italiennes on a coutume de modifier le traitement hydrominéral suivant la forme de constipation à soigner et nous allons brièvement résumer la conduite généralement tenue par les médecins de Châtel-Guyon en présence d'une part de constipés spasmodiques et d'autre part de constipés atoniques.

1º Constipation spasmodique

Indications. — Nous ne reviendrons pas sur ce que nous avons dit précédemment des caractères permettant de reconnaître la constipation spasmodique. Les malades qui en sont atteints sont généralement des femmes chez qui l'on peut n'avoir point constaté antérieurement de troubles dyspeptiques et dont la constipation se présente dans des conditions de variabilité très marquée qu'influencent les occupations et les préoccupations de tout genre. L'abdomen de ces malades est sensible mais avec prédominance des points douloureux en des endroits assez variables, tout au moins au début, il est souvent globuleux, tendu, la palpation permet de reconnaître des anses intestinales contracturées, on ne perçoit que rarement la présence de matières dans l'intestin.

Ces malades éprouvent de faux-besoins de se présenter à la garde-robe. Quand une selle se produit spontanée ou provoquée, c'est ordinairement sous forme de matières rubanées, aplaties, cannelées à ce point qu'on est tenté de croire à un rétrécissement organique du rectum alors qu'il n'existe que du spasme comme le montre parfois au bout de quelques jours l'apparition de matières bien boudinées. D'autres fois la garde-robe se compose de scybales très petites sur lesquelles on constate fréquemment la présence d'un peu de mucus. Ces malades se plaignent de réflexes très divers portant principalement sur le système de la circulation et de la respiration avec une symptomatologie si complexe qu'il serait déplacé d'en tenter ici toute description.

Cure interne. — Chez ces malades la cure de Châtel-Guyon donne les résultats les plus brillants, les plus rapides, les plus persistants et cela avec un minimum de dose d'eau en ingestion. La dose dépasse rarement 50 grammes à chaque prise tout au moins les premiers jours. On la répète à une demi-heure d'intervalle deux ou trois fois le matin et deux ou trois fois le soir. Selon l'état des malades et le degré de leur force on fait boire l'eau tantôt avant le petit déjeuner, tantôt après, mais l'on a soin, surtout en présence d'un organe débilité, d'autoriser le petit déjeuner du matin, léger d'ailleurs, et le plus éloigné possible des prises d'eau. Pour le choix des sources, les médecins de Châtel-Guyon s'en rapportent de préférence à l'état gastrique de leurs malades et à leur appétence plus ou moins prononcée pour telle ou telle catégorie d'eau. Il semble bien que d'une manière générale les estomacs très délicats tolèrent mieux les eaux vraiment chaudes comme Marguerite, Germaine, Ravel, etc., mais il y a là surtout une question de digestion et là il n'est pour ainsi dire pas de règle : tel malade digérant mal l'eau chaude de Marguerite et déclarant bien supporter celle de Gubler (inférieure de 5° à 6° à la précédente) et inversement. L'eau est bue en petite quantité à la fois ; tel médecin est censé recommander de la boire vite, tel à petites gorgées, tel à la source même, un autre en marchant, etc. C'est là le langage des malades ; en réalité, il nous a paru que les médecins, quand il s'agissait de faibles doses, laissaient à leurs clients une très grande initiative.

La quantité d'eau à chaque prise peut monter jusqu'à 75, puis 100, puis 125, voire même 150 grammes, mais alors le nombre des prises est en général diminué, surtout l'après-midi pour permettre aux malades de faire une longue promenade et de terminer cependant la cure quotidienne avant le dîner. Le dernier verre de la journée reste en général distant de une demi-heure à trois quarts d'heure, 1 heure même du dîner. Au total la dose d'eau débute aux environs de 250 à 300 grammes. Elle monte jusqu'aux environ de 500 grammes pour les dépasser rarement.

Balnéothérapie. — Chez ces malades le bain d'eau courante est administré quotidiennement soit aux Grands Thermes (34°), soit à l'Établissement Henry (28° à 30°). Les malades dont l'abdomen est sensible, ceux qui ont présenté des crises antérieures d'entérocolite relèvent surtout des Grands Thermes comme aussi ceux qui sont exposés à souffrir d'un réveil de douleurs rhumatoïdes. Chez ceux dont une articulation a été principalement touchée, on recourt fréquemment aux cataplasmes de boue, que l'on applique pendant la durée du bain sur l'article douloureux. Pour les ventres sensibles, même procédé ; à la faveur de cet artifice, on peut même administrer le bain de Henry à des malades auxquels il paraîtrait absolument interdit au premier abord. En dehors de l'état morbide des sujets qui commande un bain plutôt que l'autre, il y a lieu aussi de tenir compte de leur sensibilité au froid. On sait combien sont frileux la plupart des arthritiques qui composent la plus grande part de la clientèle de Châtel Guyon, et l'on ne s'étonne pas de la vogue des Grands Thermes où ils se plongent sans sensation désagréable au début.

Enfin chez ceux dont la susceptibilité au froid est très accusée, on administre le bain d'eau minérale réchauffée ou le bain d'eau demi-minéralisée amenée à la température convenant à chaque sujet.

Il était autrefois dans la station un autre mode thérapeutique fort en honneur et les cabines de lavage de l'intestin ne désemplissaient guère pendant la saison. Un coup d'œil jeté sur les graphiques montre que depuis 6 ou 7 ans, tandis que le nombre de presque toutes les opérations thermales a presque doublé, celui des irrigations intestinales n'a pas changé. Ce fait s'est reproduit dans beaucoup d'autres stations similaires, mais nulle part plus qu'à Châtel-Guyon.

Mais à côté de l'excès, il y a l'usage raisonné de ces irrigations et nous allons voir en exposant la façon dont évolue la constipation à Châtel-Guyon, qu'il est une période où bon nombre de constipés sont bien obligés de recourir à ce procédé.

Dans son étude sur le « mécanisme d'action de quelques eaux purgatives ou réputées purgatives » le Dr Esmonet a montré que lorsqu'on examine au cours du traitement l'intestin constipé on constate des modifications anatomiques cliniquement appréciables dans l'état de spasme ou de relâchement des diverses parties du colon.

Quelle est la région du gros intestin qui se contracte la première ? En place de l'intestin atone, mou, inapte à répondre par une contracture cliniquement appréciable à la palpation, on perçoit dans le flanc et l'hypocondre gauches un boudin de consistance ferme, élastique et qui représente le colon descendant, le premier segment du gros intestin qui réagisse à l'eau de Châtel-Guyon.

Parfois — mais c'est peu l'habitude, à peine 20 % des cas — il est et reste le seul segment colique spasmé ; le plus souvent, le colon transverse se spasme à son tour et ce type de contraction simultanée des portions transverse et descendante du colon se rencontre dans plus de la moitié des cas. Enfin la contraction intestinale s'étend consécutivement au colon ascendant et au cœcum et le type de spasme total du colon est ainsi constitué (22 %).

Par exception, le spasme peut débuter par le colon transverse (2 %) et y rester localisé. Le début par le cœcum est encore plus rare (1 %).

La date d'apparition du spasme colique est très variable. Nous en avons vu débuter au troisième, au quatrième jour. Le plus ordinairement, c'est aux environs du septième au neuvième jour, fin du premier septenaire et début du deuxième.

Il est fort difficile de dire exactement à quel moment disparaît le spasme. La majorité des malades de Châtel-Guyon part sans que le spasme soit encore dissipé. D'une manière générale on peut dire qu'il disparaît à Châtel-Guyon pendant le séjour même, chez un tiers des malades environ, au plus tôt vers le quinzième jour, ordinairement vers le dix-huitième ou vingtième jour. Dans des cas très graves nous avons pu constater, après une apparition très précoce, sa disparition aux neuvième et dixième jours.

En somme, il est les deux tiers de ces malades pour lesquels les médecins de la station ne peuvent déterminer les temps de disparition du spasme.

Quoi qu'il en soit du spasme, qu'il persiste ou qu'il disparaisse, la plupart des malades vont spontanément à la selle pendant la durée du traitement. Nous nous garderons bien de dire dès le début du traitement, car c'est un fait maintenant banal, tant il a été signalé dans les travaux antérieurs sur Châtel-Guyon, que ces eaux fréquemment exagèrent la constipation pendant les premiers temps du traitement. Aussi ne peut-on se défendre d'un certain étonnement à voir des auteurs, vraiment autorisés en la question, ranger Châtel-Guyon parmi les eaux contre-indiquées pour les entéritiques, en les englobant dans le groupe des eaux purgatives. Il y aurait là matière à plus ample débat qu'il serait peut-être déplacé de soulever au cours de cet exposé.

Existe-t-il un rapport entre l'apparition du spasme et le retour des fonctions expultrices ? Ces dernières, parfois recouvrées de façon précoce, ne l'ont été le plus souvent que vers les 9e, 10e, 12e jours, parfois vers les 15e, 17e jours. Si l'on se reporte aux dates que nous avons précédemment assignées à l'apparition du spasme, on voudra peut-être penser avec nous qu'il y a dans l'apparition presque simultanée de ce phénomène physiologique, le retour des selles spontanées, et de ce phénomène anatomique, le spasme intestinal, plus qu'une simple coïncidence, et nous nous croyons autorisé à affirmer que le premier est sous la dépendance du second.

« En récoltant, dit Esmonet, toutes les observations de nos malades atoniques chez lesquels la cure de Châtel-Guyon a rétabli le cours des fèces, nous arrivons à reconnaître, et c'est là le point sur lequel nous nous permettons d'attirer l'attention, en raison de l'importance pronostique qu'il comporte, nous arrivons à reconnaître que le constipé atonique, qui ne présente pas de spasme intestinal au cours de son traitement, ne présente point, au cours de ce traitement, de retour spontané des fèces et qu'ainsi se vérifie, à la faveur de ces cas, — heureusement minorité — et par une épreuve en quelque sorte contraire, l'hypothèse que le constipé, à Châtel-Guyon, n'obtient le retour des fonctions expultrices qu'après et par le spasme. »

« Est-ce à dire que le retour des fonctions expultrices et

spasme intestinal soient synonymes ? Nullement, et nous n'hésitons pas à reconnaître que nous voyons nombre de nos malades quitter la station spasmés, mais toujours constipés. »

« Les renseignements ultérieurs fournis par ou sur les malades, montrent d'ailleurs que le retour des fonctions expultrices peut n'apparaître que 8, 15 jours, un mois même après la cessation de la cure.

Nous n'entrerons pas dans de longs détails sur le temps pendant lequel se maintient l'amélioration ou la guérison ainsi obtenue. Tous les laps peuvent être observés, et ces faits ont été fort complètement élucidés. Tout au plus nous bornerons-nous à soulever toutes réserves sur l'exactitude d'une croyance assez répandue, qui considérerait le retard dans l'apparition des selles spontanées comme l'indice favorable d'une guérison plus longuement soutenue.

Sans entrer actuellement dans le détail des causes qui peuvent modifier les temps d'apparition et la succession des phénomènes précédemment signalés, nous nous bornerons à résumer nos constatations en disant que « l'atone intestinal guérit, à Châtel-Guyon, à la faveur d'un spasme dont la présence permet le plus souvent de porter un pronostic favorable et dont l'absence peut obliger à soulever des réserves sur la guérison, tout au moins en tant que prochaine ».

En somme, retour à la normale, par un processus parfois tardif et après des oscillations parfois exagérées des fonctions trophiques, des sécrétions, de la motricité intestinale. C'est ainsi qu'interviennent — à l'exclusion des afflux osmotiques dévolus à d'autres — les eaux chlorurées magnéso-sodiques de Châtel-Guyon.

Mais on conçoit que l'exagération de constipation, ressentie par les malades lorsque commence à s'étendre le spasme, a nécessité des évacuations artificielles. On laissait autrefois les malades constipés jusqu'à 8, 10, 15 jours, sans essayer de les soulager, une telle méthode vaut encore mieux que d'essayer d'obtenir chaque jour et par tous les moyens une garde-robe d'un intestin absolument rebelle. Mais la plupart des médecins sont plus indulgents maintenant, ils autorisent, à intervalles éloignés, à doses progressivement croissantes, lavages ou purgatifs, et surtout usent de la méthode de Fleiner, de grands lavements d'huile et des diverses ressources : massothérapie et électrothérapie, dont l'installation a été assurée d'une façon très satisfaisante par la Compagnie.

2° Constipation atonique

Indication. — En face du grand nombre des constipés spasmodiques, les constipés atoniques paraissent presque rares à Châtel-Guyon. Chez ces malades, dont la plupart souffrent depuis de longues années de troubles dyspeptiques de l'estomac ou de l'intestin, la constipation ne présente point les alternatives de bon et de mauvais fonctionnement qu'on rencontre chez la plupart des spasmodiques. Ceux-là sont perpétuellement constipés, les innombrables laxatifs, purgatifs, lavements, etc., leur sont indispensables pour obtenir une selle qu'ils n'osent même plus réclamer quotidienne. Leur ventre est le plus souvent indolore, bien qu'ils perçoivent une sensation de pesanteur et de chute des organes abdominaux que des ptoses plus ou moins généralisées suffisent à expliquer.

La main qui palpe leur ventre, entre en quelque sorte à son intérieur, peut en fouiller tous les recoins, reconnaître le promontoire de la colonne vertébrale, en explorer la face antérieure, en même temps que percevoir les battements de l'aorte abdominale au niveau de sa partie terminale. A la palpation, on ne peut reconnaître l'intestin en aucun point ou presque aucun point de son trajet, par contre, on peut souvent en percevoir le contenu, soit que l'on puisse, dans la fosse iliaque droite le plus souvent, déterminer du gargouillement et du clapotis, soit que l'on palpe de grosses masses stercorales que la minceur fréquente et le manque de tenue de la paroi abdominale et des parois intestinales permettent de sentir rouler sous le doigt.

Le clapotis peut d'ailleurs se percevoir fréquemment chez ces malades au niveau du colon descendant et de l'S iliaque, surtout chez ceux qui ont abusé des grands lavages ; fréquemment aussi, la distension du colon transverse et sa ptose font percevoir un clapotis jusque dans la région sus-vésicale.

Quant aux masses stercorales, elles peuvent s'accumuler dans la région ombilicale ou para-ombilicale, ou sous-hépatique ou même cœcale, pouvant prêter ainsi aux plus étranges erreurs de diagnostic.

Ces malades ont perdu le sentiment du besoin de déféquer; quand, à la faveur d'une excitation médicamenteuse, ils se présentent à la garde-robe, ils sont obligés de faire des efforts considérables, de s'arcbouter, de prendre la position accroupie, accrochés aux barreaux d'une chaise ou de leur lit pour obtenir des résultats successifs à la faveur de chaque effort, à la différence de ce qui se passe chez les constipés spasmodiques où les efforts répétés ont généralement pour résultat de retarder et d'empêcher la garde-robe qui se préparait. Les matières fécales se présentent sous la forme de boudin, parfois d'un volume considérable, de grosses scybales agglomérées en paquet volumineux, dont le passage à travers l'anus est parfois si douloureux que certains malades les comparent aux douleurs concassantes de l'accouchement. Les malades savent en général assez bien indiquer l'endroit où les matières sont comme retenues et bon nombre reconnaissent, avec ou sans le secours de leurs doigts, que les matières sont comme suspendues au-dessus de l'anus sans vouloir sortir.

Traitement. — Chez ces malades, c'est l'état de l'estomac et sa tolérance à l'eau minérale qui va décider du mode de cure et trop souvent de ses résultats : s'agit-il d'estomacs délicats supportant difficilement l'ingestion des eaux, l'administration de doses petites et fréquentes s'impose comme s'il s'agissait de constipation spasmodique. L'estomac supporte-t-il bien, au contraire, des doses progressivement croissantes, il faut, en ce cas, tâter sa tolérance tout en soumettant les malades à une surveillance assez étroite pour dépister les signes prémonitoires d'intolérance gastrique tels que diminution de l'appétit, dégoût marqué pour l'ingestion de l'eau, pesanteur prolongée à la suite de cette ingestion, etc. En ce cas, on diminue les doses, au besoin on n'hésitera pas à interrompre pendant 24 ou 48 heures toute ingestion d'eau minérale et l'on recourra pendant ce temps au mode d'administration de l'eau par la voie rectale. Cette administration pourra se faire par le moyen de petits lavements d'absorption et par celui de lavage.

Aux malades dont l'estomac est, dès le début, peu tolérant, on fait prendre, à intervalles éloignés, dans la matinée de préférence, trois ou quatre petits lavements de 50 à 75 grammes d'eau minérale à garder en restant étendu 15 à 20 minutes après le lavement. Cette administration rectale soulage d'autant la voie gastrique et permet cependant d'atteindre des doses de 700, 800 et même 1.000 grammes par jour.

Il y a intérêt, pour faciliter l'absorption, de donner le lavement à la température de 38°. On peut parfois le donner froid au début de la journée, dans l'espoir de provoquer ainsi une garde-robe. Le même résultat peut être obtenu par l'emploi de grands lavages qui, administrés le matin de préférence, mettent au contact de la muqueuse une quantité d'eau considérable et incessamment renouvelée. Chez ces malades, le retour des fonctions expultrices est parfois observé par les médecins à la station même. Ce n'est pas la règle, tout au plus s'estiment-ils très heureux de voir apparaître chez leurs malades, sur le trajet du colon préalablement atone sur toute son étendue, des zones spasmées où la fibre lisse accuse son effort à se rapprocher du tonus normal et même à le dépasser. On sait que ce symptôme est considéré par le Dr Esmonet comme de très bon augure et il a pu dire que « l'atone intestinal guérit à Châtel-Guyon à la faveur d'un spasme dont la présence permet le plus souvent de porter un pronostic favorable et dont l'absence oblige aux plus expresses réserves sur une guérison possible, tout au moins en tant que prochaine ».

Ce retour des fonctions expultrices, qui ne s'obtient souvent qu'après deux, trois, quatre semaines, deux mois et parfois plus, après la cure, est d'une durée variable, il est rarement persistant la première fois, plusieurs saisons successives sont nécessaires chez les constipés atoniques. Les médecins de la station déclarent qu'une saison s'impose chaque année à certains de ces malades, mais ceux-ci sont promptement découragés et ce sont précisément ceux qui n'ont guère à espérer un résultat que de la cure hydro-minérale qui y renoncent. Ils recourent aux pratiques violentes qui exercent une fâcheuse influence sur leur système digestif et surtout nerveux, tant au point de vue physique que psychique.

Observation de Constipation spasmodique

M. R., 43 ans, industriel, constipé depuis 5 à 6 ans, à la suite d'un changement très marqué dans ses habitudes. Jusque-là très actif par nécessité professionnelle, il n'a plus eu à s'occuper que de son bureau où il est obligé de passer de longues heures. Se laisse facilement entraîner par ces mêmes obligations d'affaires à de fréquents et copieux repas, largement arrosés. Gros mangeur et gros buveur, apéritif quotidien, un litre de vin à chaque repas, mange beaucoup de pain qu'il aime très fin et très blanc.

La constipation est tenace chez lui. Il n'obtient rien qu'avec un lavement. Il les supporte d'ailleurs fort bien, faisant pénétrer sous une forte pression jusqu'à un litre et demi. Chaque lavement ramène une garde-robe abondante, formée de billes rondes, peu dures, bien colorées, striées de petits flots sanguins, manifestement dus à des hémorroïdes que l'on peut facilement sentir au doigt, mais qui n'ont jamais procédé. Facies vultueux, légère irritabilité avec un état mental par ailleurs tout à fait satisfaisant, a cependant une certaine tendance à s'inquiéter de sa constipation tenace, moins par elle-même que parce qu'il craint d'être obligé de modifier certaines de ses habitudes pour revenir à l'état normal.

Très légère sensibilité du rebord hépatique. Le foie est volumineux, déborde de un travers de doigt au rebord costal droit sur la ligne du mamelon, présente une matité verticale de 14 centimètres environ. L'abdomen est gros, tendu, très difficile à palper. On sent cependant un cæcum distendu et clapotant, non douloureux, et l'on détermine, assez vaguement, une zone légèrement douloureuse et un peu résistante à la hauteur de l'épine iliaque antéro-supérieure, à gauche, sur le trajet de l'S iliaque.

Pas de circulation collatérale. D'ailleurs, le foie a été examiné au point de vue fonctionnel antérieurement et a été trouvé suffisant, tout au moins en ce qui concerne la glycosurie alimentaire. Les digestions paraissent assez faibles, bien qu'accompagnées d'un météorisme abdominal très marqué, avec une production abondante de gaz par la bouche et par l'anus. Pendant la période digestive, surtout la première heure suivant le repas, légère tendance congestive, un peu de vertiges, de bourdonnement d'oreilles. Tous ces phénomènes s'amendent ou disparaissent lorsque commence l'expulsion des gaz intestinaux.

La ration alimentaire du malade est restreinte dès son arrivée. Un œuf à la coque, une tranche de jambon, un breakfeast et une cuillerée à café de confiture d'orange amère au petit déjeuner du matin. Un seul plat de viande, deux plats de légumes verts ou salade au déjeuner et au dîner, suppression absolue du pain aux repas et substitution de la pomme de terre cuite à l'eau.

En fait de boisson, un peu de vin blanc dans de l'eau tiède additionnée de jus de citron. Un verre par repas au maximum.

Le malade se lève de bonne heure, 5 h. 1/2 ou 6 heures, prend son bain d'eau courante aux Grands-Thermes, 10 minutes. Il éprouve le premier jour un peu de tendance congestive au sortir du bain, un peu d'excitation et de mal de tête. Il l'a trouvé trop chaud. Il est décidé que le lendemain il ira prendre son bain à l'Etablissement Henry (bain d'eau courante aussi, mais à 30° au lieu de 34°).

Au sortir du bain, 6 h. 1/2, 7 heures et 7 h. 1/2, 50 grammes d'eau de Gubler. L'eau est très bien tolérée. Le malade rentre se reposer à l'hôtel pendant une heure ou deux, puis va se promener au parc et boit une nouvelle dose d'eau de Germaine ou de Marguerite une demi-heure avant le déjeuner.

Le deuxième jour, le bain d'eau courante à 30°, pendant 8 minutes, est très bien supporté. La réaction du malade dans le bain est vive ; la peau est très rouge. Un vif sentiment de bien-être lui fait réclamer un plus long séjour dans le bain, et il est autorisé à rester chaque jour deux minutes de plus sans dépasser 15 à 20 minutes. Friction à la serviette rude en sortant du bain et promenade, puisqu'il ne ressent aucune fatigue de son bain, mais, au contraire, le désir de remuer et de faire de l'exercice.

Le deuxième jour, les doses de l'eau sont portées à 75 grammes le matin ainsi que la dose du soir, trois quarts d'heure avant le dîner.

Le troisième jour, les doses sont portées à 100 grammes (total 500 grammes).

Mêmes doses les quatrième et cinquième jours.

L'eau étant bien tolérée, sans aucune réaction gastrique, autre qu'un appétit que le malade se plaint de ne pouvoir satisfaire à sa guise, la dose d'eau est portée à 125 grammes (total 625 grammes), les sixième et septième jours, puis 150 gr. le matin (total 725) les huitième et neuvième jours.

La constipation s'est exagérée. Le lavement habituel du malade ne ramène plus de matières ; on perçoit moins nettement à la palpation le cœcum distendu, mais on provoque aisément du glou-glou et du gargouillement à la percussion. Le rebord hépatique est franchement douloureux ; la matité verticale est peut-être accrue.

Les hémorroïdes sont grosses, un peu douloureuses. L'une d'elles a tendance à procider, mais en quelques heures, l'application de topiques à l'adrénaline et de petits lavements de 50 à 60 grammes d'eau très chaude les ramènent à leur volume antérieur.

Le malade se plaint d'un mal de tête assez tenace l'après-midi vers 5 heures. Il lui est ordonné vers cette heure un bain de pieds chaud de 5 minutes à l'établissement Henry, un jour, et le lendemain un bain de siège percutant d'eau progressivement réchauffée, avec un jet froid sur les hémorroïdes pour finir.

Devant la persistance de la constipation, on préconise l'application sur l'abdomen, au retour du bain, pendant une heure, d'une serviette humide et froide, appliquée sous un taffetas imperméable et si la constipation persiste plus de deux jours, un lavement pratiqué avec l'eau minérale de Marguerite ou de Germaine ou de Ravel, portée à 38° par addition d'eau bouillie bouillante, le bock étant à 40 ou 50 centimètres de hauteur environ et la quantité d'eau à admettre ne dépassant pas un demi ou deux tiers de litre. La sonde employée est la sonde ordinaire en caoutchouc rouge, modérément enfoncée, 15 à 20 centimètres.

Le malade éprouvant une répulsion invincible pour l'huile de ricin, même administrée en capsules, on prend l'habitude de lui faire prendre, une heure avant son lavement environ un grand verre d'eau de Gubler, bue à froid, et où on fait dissoudre 15 à 20 grammes de sulfate de soude.

Enfin, vers le dixième jour, la dose des verres du matin est portée à 200 grammes pour 6 heures et demie et 7 heures et demie et à 100 ou 125 grammes, suivant l'appétence du malade, pour l. demi-heure avant le déjeuner et le dîner.

Le onzième jour, le malade ressent de légères coliques, à prédominance ombilicale. Ses yeux sont légèrement jaunâtres, il se plaint d'un état saburral assez prononcé de la bouche, et de pesanteur dans l'hypocondre droit. Le lendemain, les coliques s'exagèrent et dans la journée surviennent spontanément deux ou trois selles abondantes, très liquides, fortement colorées en vert par la bile dont elles présentent toutes les réactions.

Le treizième et le quatorzième jour, une seule selle dans la journée, se présentant sous la forme d'un boudin volumineux, fortement coloré en vert, mais inégalement.

Le quinzième jour, pas de garde-robe. On est obligé de recourir dans la soirée à un lavement.

A partir du seizième jour, retour des selles spontanées jusqu'au départ du malade. Les selles perdent peu à peu leur couleur verte très accentuée et reviennent à l'état normal.

Pendant ce temps, la sensibilité spontanée à la pression

de l'hypocondre droit a complètement disparu, le rebord hépatique n'est plus sensible et la matité verticale du foie rétrograde jusqu'à 11-12 centimètres environ. Les conjonctives ne sont plus sub-ictériques.

Le malade a sensiblement maigri. Il pèse 85 kilogrammes au lieu de 92 et déclare, dans une lettre ultérieure, avoir encore maigri de 1 à 2 kilogrammes. Il n'a plus ressenti aucune atteinte de constipation durant les trois mois qui ont suivi sa cure. Puis, comme il la voit revenir insidieuse, s'annonçant seulement par un retard dans le moment de la garde-robe ou par une diminution dans la quantité, il a refait, tous les mois, un traitemnet d'eau minérale chez lui, s'est adonné au sport, et quand ses affaires lui interdisent trop absolument de s'absenter de son bureau, il fait procéder à une série de quelques massages généraux et de l'abdomen.

Observation de Constipation atonique

Mme de X..., 47 ans, est constipée depuis de longues années, de tout temps, peut-elle dire, malgré les précautions extrêmes qu'on a toujours prises touchant son mode d'alimentation. La première grossesse a exagéré la tendance à la constipation, mais les deux suivantes l'ont laissée stationnaire. Les garde-robes ne sont obtenues que tous les trois ou quatre jours environ à la faveur d'un grand lavement qui s'accompagne d'assez fortes coliques. L'état est particulièrement peu satisfaisant depuis l'automne 1906.

La malade ayant présenté au cours de cette saison, et par suite probablement d'alimentation mal appropriée, des phénomènes de diarrhée assez accusée, en prit peur et exigea de son médecin une médication antidiarrhéique que celui-ci formula assez complète et qu'elle appliqua avec une rigueur assez inattendue. Le résultat fut de la constiper effroyablement. Ensuite elle exigea une médication déconstipante active que le malheureux médecin, obsédé et persécuté, formula avec une égale conscience et avec le même succès exagéré. Aussitôt elle revint à la médication précédente, et ainsi de suite pendant près de 40 jours. Après avoir passé par ces alternatives de diarrhée et de constipation, pour une bonne part médicamenteuses, après une orgie d'eaux laxatives et de lavements amidonnés, au ratanhia, au laudanum, etc., elle prend le parti plus sage de ne rien faire pendant quelque temps et dès lors rentra dans sa forme ordinaire de constipation, mais sans présenter au même degré les phénomènes douloureux, congestifs, les troubles vaso-moteurs à distance, les migraines et tendances nauséeuses qu'elle avait éprouvées presque journellement pendant ses fâcheuses thérapeutiques laxatives.

Examinée lors de son arrivée à Châtel-Guyon (juillet 1907), la malade paraît en assez bon état de santé générale, à l'exception de phénomènes congestifs marqués (papillons dyspeptiques) après les repas, et de migraines hebdomadaires et d'assez forte intensité. Selles ovillées, exceptionnellement un peu de glaires et de peaux.

Poumons, cœur, rien à signaler.

Le ventre présente une laparoptose très accusée, avec vergetures de grossesse. Rein légèrement abaissé à droite. Pas de chute du foie qui paraît normal, plutôt un peu petit au niveau de sa matité verticale sur la ligne mamelonnaire. Pas de sensibilité du rebord hépatique, sauf par la manœuvre combinée de l'inspiration profonde avec secousse au niveau de la vésicule biliaire.

L'estomac se laisse facilement distendre, On note de l'aérophagie. Pas de point épigastrique douloureux.

Légère sensibilité de la région typhlo-appendiculaire à la pression profonde.

Spasme très net de tout le colon transverse, prolabé jusqu'à passer au-dessous de l'ombilic. Un peu de clapotement vers les 5 ou 6 heures du soir et le matin au réveil, dans la fosse iliaque droite.

Le trajet du colon est vaguement douloureux à la pression, mais on note une douleur beaucoup plus vive à la partie supérieure de l'S iliaque. Varices légères, un peu d'hémorroïdes.

La malade est mise au régime des bains d'eau courante des Grands-Thermes : un bain chaque jour, en commençant par 10 minutes, puis 12, puis 15. Tous les quatre ou cinq jours, elle manque un bain pour se reposer au lit la plus grande partie de la matinée. Ce matin-là, elle se fait apporter dans son lit ses premiers verres d'eau.

Un jour sur deux dans l'après-midi (à la différence du bain qui est pris le matin dès le réveil), 1 heure à 1 h. 1/2 avant le dîner, un bain de siège percutant est administré avec l'eau minérale portée progressivement de 33° à 40°. Pas de jet vaginal et interdiction de tout lavage intestinal. Durée du bain de siège percutant, 3 minutes le premier, 5 minutes le deuxième, puis 8 minutes environ, suivi d'un repos d'une vingtaine de minutes.

La malade boit à Marguerite et à Gubler.

Le matin, à Marguerite, aussitôt en sortant du bain, 25 grammes. Puis elle rentre se reposer une heure, s'habille et reprend à 10 h. 1/2 et 11 h. 1/2 une deuxième et troisième dose de 25 grammes à Marguerite. Déjeuner à midi 1/4. Compresse d'alcool pendant une demi-heure sur l'estomac, en restant étendue pendant trois quarts d'heure, sans dormir, après le déjeuner, corset enlevé et tous cordons et agrafes desserrés.

A 5 et 6 heures, elle boit à la source Gubler 25 grammes bien supportés.

Le deuxième jour les doses du matin sont portées à 50 grammes.

Le troisième jour celles du soir aussi. Total : 250 grammes.

Les quatrième et cinquième jour, également.

Le sixième jour, toutes les doses du matin sont portées à 75 grammes.

Les huitième et neuvième jour, toutes les doses de la journée sont portées à 75 grammes. Total : 375 grammes.

L'eau étant très bien tolérée, la malade la porte d'elle-même à trois doses de 100 grammes le matin. Elle reste à deux fois 75 grammes le soir. Elle est, dès lors, invitée à ne pas augmenter les doses, d'autant que l'aérophagie a tendance à s'exagérer, que le ventre est plus douloureux et plus gonflé et que l'on détermine même à la palpation du rebord hépatique une très légère sensation douloureuse qui cadre bien avec l'augmentation de la sécrétion biliaire (les matières sont colorées en vert très foncé, bien que restant dures) et il y a une teinte légèrement subictérique des conjonctives et du voile du palais. La cure se poursuit ainsi jusqu'au vingt-troisième jour sans incident important. La constipation semble vouloir céder et un peu de diarrhée s'installe le quatorzième jour, mais c'est l'affaire d'une matinée et aussitôt après les symptômes habituels de constipation reparaissent. On note cependant que l'appétit est plus accentué qu'il ne l'a été depuis bien longtemps, que le teint est comme lavé et qu'il n'y a plus de sensibilité du rebord hépatique. Pas de changement appréciable dans le volume du foie.

Le 29 décembre 1907, Mme de X... écrit : « Depuis le 20 septembre, sauf une période de 15 jours, vers le 10 octobre, les intestins fonctionnent naturellement sans lavements.....

« Comme état général il est aussi très bon. Je dors très bien, et cela malgré un temps affreux qui m'empêche bien souvent de sortir pendant plusieurs jours de suite. A la fin d'octobre, j'avais pris une fois par semaine, à deux reprises, une cuillerée à café de magnésie en me couchant le soir. J'ai cessé maintenant car c'est tout à fait inutile. Les selles viennent même presque à une heure régulière tous les jours, ce que je ne pouvais obtenir. Il n'est plus question de glaires, ni de peaux non plus. Je vois décidément que le bon effet des eaux est tout à fait sérieux puisqu'il ne fait qu'augmenter à mesure que le temps passe.

« Je souhaite que tous vos malades se trouvent aussi bien, mais il faut de la patience, car pendant deux mois je n'ai pas cessé d'être obligée de prendre deux et même quatre lavements par jour et j'ai trouvé le temps long... »

L'amélioration obtenue s'est maintenue intégralement jusqu'au courant d'avril 1908. A dater de ce moment est survenu un retour offensif de la constipation, suivi aussitôt de la production d'une petite quantité de glaires.

La malade vient à Châtel-Guyon en fin mai 1908 pour une courte saison de 15 jours. Le traitement suivi est identique à celui de la première cure. Mais la constipation reparaît plus tenace que jamais dès les premiers verres. Laxatifs, purgatifs, lavements d'huile et d'eau restent absolument inefficaces. Seules quelques séances de massage déterminent l'apparition de matières ovillées, très sèches, bien colorées. Malaise général accentué vers le dixième et onzième jour, avec migraines, coliques légères et une ou deux selles diarrhéiques de fausse diarrhée, avec des matières dures nageant au milieu du flux intestinal. Puis, dans la même journée, retour à la constipation dont la malade ne se départit pas plus souvent que tous les deux ou trois jours et seulement à la suite de massages ou de douches sous-marines assez longuement prolongées sur l'abdomen.

Dans les trois semaines qui suivirent le départ de la station, retour des fonctions expultrices sans l'adjuvant d'aucun moyen thérapeutique. En janvier 1909 elle confirme par lettre son excellent état, tant au point de vue général que local.

Conclusion

Les eaux froides de Homburg et de Montecatini ont d'excellents effets sur la constipation ; pourtant les résultats, nous l'avons vu, sont bien différents suivant qu'il s'agit de constipation atonique ou spasmodique et suivant qu'on les envisage à une date plus ou moins éloignée de la cure. Les résultats immédiats sont en général satisfaisants pourvu qu'on se contente d'une action purgative et qu'on sache élever suffisamment les doses d'eau minérale. Les résultats éloignés, s'ils peuvent encourager dans un grand nombre de cas (il s'agit des plus légers), ne sont que très relatifs dans beaucoup d'autres et absolument négatifs si la constipation est de nature spasmodique.

Ces cas sont, au contraire, le triomphe des eaux tièdes, sédatives de Châtel-Guyon, dont l'action plus lente n'obtient pas les résultats immédiats, brillants, des eaux purgatives, mais assure pour longtemps la régularisation des fonctions intestinales troublées par le spasme ou l'atonie.

Diarrhée

Comme pour la constipation, il semble que les formes diarrhéiques appelées à retirer l'avantage le plus immédiat et le plus durable du traitement de Châtel-Guyon, sont les formes entéritiques succédant à des atteintes récentes, fussent-elles même très intenses, de l'intestin.

Le coup de froid sur l'abdomen, les infections avec ou sans détermination primitive sur l'intestin (fièvre typhoïde et grippe, scarlatine et rougeole) s'accompagnent souvent de manifestations entéritiques et surtout s'en laissent suivre. Chez les enfants en particulier, on sait combien une première atteinte confère de susceptibilité à l'intestin et le prédispose à des attaques subséquentes. Chez les diarrhéiques, le symptôme dominant est la répétition, à plusieurs reprises dans la journée, d'un flux ordinairement fétide, de couleur et d'abondance variable d'après les malades, d'après le moment de la journée, d'après l'alimentation, d'après les occupations, voire même les soucis et les fatigues.

Les coliques et les sensations d'épreintes et de ténesme font aussi, nous l'avons vu, partie du tableau symptomatologique. Les fausses diarrhées consistant en matières dures au milieu du flux diarrhéique, sont très fréquemment observées parmi les malades envoyés à Châtel-Guyon.

A côté de ces formes propres à nos pays, la station reçoit en grand nombre, depuis l'expansion coloniale, les formes graves d'entérite, reliquats d'entérites tropicales à agents microbiens tantôt nettement déterminés (dysenterie amibienne ou bacillaire) ou indéterminés (diarrhée de Cochinchine, du Soudan, du Tonkin, de Madagascar, etc.). Les selles consistent souvent en une purée claire, huileuse, renfermant des débris solides en suspension, jaunâtre d'abord, verdâtre ensuite et qui s'éclaircit peu à peu jusqu'à prendre une teinte grisâtre ou café au lait clair ; l'odeur en est fétide (de Santi). Ces formes sont rebelles aux divers traitements, elles exigent dans le traitement hydrominéral un soin constant : balnéothérapie, hydrothérapie, ingestion de l'eau, doivent être modifiées de jour en jour et toujours rester en deçà des doses dont se trouvent bien les formes analogues d'entérite constatées chez des malades dont l'affection a été contractée en pays tempéré.

Mais si différentes que puissent être ces formes de diarrhées, elles n'en reconnaissent pas moins trois indications thérapeutiques principales :

1° En ce qui concerne le tube digestif, régulariser les évacuations intestinales ;

2° En ce qui concerne les glandes annexes du tube digestif et le foie en premier lieu, réduire au minimum les résorptions putrides au niveau de l'intestin et soulager d'autant la fonction antitoxique du foie ;

3° Au point de vue de l'état général, combattre l'anémie, la dépression générale des forces.

Selon que les symptômes dominants de la diarrhée traitée relèvent plus ou moins d'une de ces catégories, on sera amené à agir par des procédés un peu différents, mais en général, tous concourrent au même but et on pourrait dire que ces diverses médications, loin de s'opposer, unissent leurs effets et qu'elles ne constituent que les anneaux différents d'une même chaîne thérapeutique (expression de MM. Enriquez et Grenet). Les eaux de Châtel-Guyon répondent à ce triple desideratum : 1° régularisation des fèces ; 2° diminution de l'auto-intoxication intestinale ; 3° relèvement de l'état général.

La régularisation des selles s'explique par l'action différente suivant le mode d'administration de l'eau chlorurée magnésienne. L'excitabilité de l'intestin de ces malades est souvent telle que, même avec des doses très faibles, on obtient tout d'abord une exagération des symptômes morbides, on se trouve très bien chez eux de ne pratiquer que des cures très courtes, très douces, discontinues, séparées si possible par de longs intervalles. Ils supportent en général bien le bain carbogazeux à sa température normale et en ressentent une influence tonique immédiate au point de vue musculaire et nerveux. S'ils s'y montrent trop frileux, on les met d'abord aux bains déminéralisés qu'on leur fera prendre courts, malgré les réclamations même des malades. Les irrigations intestinales, à la condition d'être pratiquées avec une extrême douceur tous les deux ou trois jours seulement (si les résorptions intestinales putrides ne sont pas une indication absolue d'entéroclyse plus fréquente), rendent de grands services, tant par action directe sur les points de la muqueuse anatomiquement altérée, que par l'expulsion des produits putrides. Les sels métalliques et l'acide carbonique jouent là un rôle antiseptique et cicatrisant appréciable.

Si le foie des malades n'est que rarement touché au point de vue anatomique par ces diverses formes d'entérite (sauf bien entendu pour la dysenterie et surtout l'amibienne), il est, par contre, fréquemment touché au point de vue fonctionnel et les travaux du professeur Gilbert font soupçonner qu'une étude histologique fine pourra peut-être découvrir des lésions encore méconnues ou qui ne se décèlent que par des troubles physiologiques : glycosurie alimentaire, élimination irrégulière du bleu de méthylène, diminution du taux de l'urée, etc. Or cet état d'insuffisance ou d'anhépathie légère est favorablement modifié par l'eau magnésienne.

Enfin, pour répondre à la troisième indication, les chlorures, particulièrement de sodium, et les sels ferreux exercent une action marquée sur les appareils de la circulation et de l'hématopoïèse. Les examens hématologiques pratiqués au début et en fin de cure, révèlent une augmentation marquée du nombre des hématies et du taux de l'hémoglobine, tous phénomènes bien aisés à comprendre chez des malades anémiés par des soustractions liquidiennes et par les résorptions intestinales.

Observation de dysenterie amibienne.

M. M....., 26 ans, fonctionnaire au Tonkin, n'avait jamais été malade jusqu'à l'âge de 25 ans. Arrivé au Tonkin à 24 ans et demi, il présente trois ou quatre mois après son arrivée une attaque sérieuse de dysenterie : on a reconnu dans les selles de nombreuses amibes. Très amélioré par le traitement subi à Hanoï (Ko-Sam et lavages au permanganate). il se trouve assez bien pour rester encore quelques mois à la colonie, il n'a plus ni sang ni glaires dans les garde-robes, mais il persiste un état diarrhéique, selles à odeur fade, mousseuses, jaune d'or. Le foie est gros sans point douloureux, pas de paludisme.

La faiblesse allant croissant, l'anorexie absolue, l'anémie revêtant un caractère inquiétant pour la vie du malade, son envoi en convalescence à la métropole est décidé.

Dès son retour il commence à éprouver des symptômes manifestes d'amélioration, mais les selles gardent non seulement leur caractère diarrhéique, mais elles tendent à reprendre un peu l'aspect dysentériforme. Surtout le matin, où de vives épreintes amènent l'émission de mucus sanguinolent. Aussitôt après le repas, selles pâteuses.

Dès son arrivée à Châtel-Guyon, le malade est mis en traitement par les bains et l'ingestion de l'eau. Mais il ne peut supporter les bains des Grands-Thermes eux-mêmes. Il ne se trouve à son aise que dans les bains demi-minéralisés, à la température de 36° et 38°5, prolongés pendant 8 à 10 minutes. La réaction de la peau au sortir du bain est accentuée ; elle s'accompagne d'un léger état vertigineux qui disparaît à la suite du repos au lit pendant une heure ou deux au sortir du bain (de 8 heures à 9 heures et demi environ). A 10 heures et demi et 11 heures, 25 grammes d'eau de Marguerite ou de Gubler suivant l'état des forces et la proximité de l'une ou de l'autre des deux sources au cours de la promenade précédant le déjeuner. A 5 heures et 5 heures et demi, 25 grammes des mêmes sources ; le bain deux jours sur trois. Pendant 10 jours ce traitement est poursuivi sans aucun encombre ni incident. Au dixième jour une crise de diarrhée plus intense s'accompagnant de plusieurs selles dysentériformes nécessite des lavements d'amidon et d'argyrol avec la prise à dose réfractée de sirop de codéine et de belladone. Tout rentre dans l'ordre au bout de 36 heures environ, mais tout traitement est suspendu pendant 7 à 8 jours. Au bout de ce temps reprise du traitement interrompu au bout de 8 jours par la réapparition de la crise dysentériforme et de coliques assez vives. Même reprise du traitement par les lavements d'amidon, d'argyrol, etc.

Le malade quitte Châtel-Guyon à la fin d'août sans amélioration sensible, mais le 15 octobre de la même année, il écrit qu'il est en état de s'embarquer à Marseille, assez bien pour pouvoir rejoindre son poste et que ses garde-robes se sont régularisées d'un coup pour ainsi dire du jour au lendemain, exactement quatre semaines après le départ de Châtel-Guyon. Il n'a plus qu'une garde-robe bien moulée le matin au réveil.

Observation de diarrhée banale.

Mlle V., 42 ans, employée subalterne de l'administration des Postes, est atteinte depuis une dizaine d'années d'un état diarrhéique caractérisé par l'émission à deux ou trois reprises dans la journée de selles pâteuses. Jamais de sang, jamais de mucus concrété, pas de coliques à l'exception d'une légère épreinte prémonitoire de la garde-robe. Réglée très régulièrement.

La première garde-robe est obtenue dès le matin sitôt le réveil ou le petit déjeuner. La ou les suivantes de la journée surviennent immanquablement au moment où elles gênent le plus Mlle V., soit au cours ou au début du repas, quand elle est invitée à manger hors de chez elle, soit au cours d'une représentation théâtrale, d'un concert, d'une visite, etc. Une émotion, parfois le simple appel d'un de ses supérieurs, un coup de sonnette à sa porte, suffisent à faire paraître le besoin impérieux d'aller à la garde-robe avec émission d'une petite quantité de matières liquides et de gaz abondants. Très impressionnable, sommeil bon, appétit bon.

Bon état général, pèse 60 kilogrammes et varie de 2 à 3 kilogrammes, selon les périodes de l'année, maigrissant un peu en général aux époques de travail forcé, c'est-à-dire pendant les vacances, quand tout le service est désorganisé. L'alimentation n'a pas grande influence. Elle a remarqué que tous les essais de régime trop strict lui réussissent en apparence pendant deux ou trois jours puis la laissent en moins bon état qu'avant leur essai.

Peu frileuse bien que sujette à des douleurs rhumatoïdes mal déterminées et fugaces.

La malade est mise au début à la dose de 25 grammes d'eau

de Marguerite à 7 heures. A 7 heures 1/2, elle prend un bain d'eau courante des Grands Thermes : 6 minutes le premier, 8 minutes le deuxième, 10 minutes le troisième, puis de 12 à 15 minutes les suivants. Recommandation est faite de ne pas prendre de bain le lendemain des jours où elle a ressenti dans l'après-midi une sensation de fatigue un peu accentuée. Elle saute ainsi un bain, tous les quatre jours environ. Dans la durée du bain est comprise une douche sous-marine sur tout le corps, en insistant sur la région lombaire où elle se plaint d'éprouver fréquemment une sensation gênante de pesanteur.

Après le bain, nouvelle dose d'eau de 25 grammes. Repos au lit pendant une heure, puis, promenade dans le parc et prise de 25 grammes d'eau à 11 heures (1/2 heure avant le déjeuner) et l'après-midi à 6 heures (1/2 heure avant le dîner). Les deuxième et troisième jours, les premières doses du matin sont doublées.

Le quatrième jour toutes les doses sont portées à 50 grammes (total 200). Le malade se sent très bien comme état général ; bon appétit, bon sommeil. Les garde-robes sont moins pâteuses, en même temps que plus vertes. Il n'y a plus qu'une selle après le déjeuner et parfois aussi, un jour sur deux environ, avant de se coucher.

Du cinquième au douzième jour, 3 doses le matin de 75 grammes. Le douzième, 4 doses de 75 grammes.

La malade digère très bien l'eau et se met elle-même à porter les doses à 100 grammes, puis 125, puis 150. Vers le quinzième jour, de fortes coliques, un état diarrhéique qui dure toute la seizième journée avec 7 ou 8 selles en 24 heures, la font revenir aux doses indiquées de 75 grammes et, dès lors, jusqu'à la fin du traitement, on constate l'existence de selles à peu près formées, surtout dans leurs parties initiales, terminées par l'émission d'un peu de bouillie fécale le matin et après le déjeuner, nettement diarrhéiques dans l'intervalle. En moyenne 3 selles par jour.

Au départ (vingt-et-unième jour), pas de modification dans cet état qui persiste encore pendant trois à quatre semaines environ. A dater de ce moment, Mlle V. obtint le matin une garde-robe absolument normale, sans garde-robe nouvelle dans la journée. Ce n'est qu'exceptionnellement, surtout à l'occasion du froid ou d'émotions morales vives, qu'elle présente des retours offensifs de diarrhée, d'ailleurs légers et fugaces. L'hydrothérapie tiède lui est à ce moment d'un grand secours ; la douche froide, par contre, lui est absolument néfaste, tant au point de vue général qu'intestinal. Elle n'a point éprouvé le besoin de revenir une deuxième fois à Châtel-Guyon et se borne à prendre pendant l'année, tous les deux mois environ, pendant 8 à 10 jours, 1/2 verre à 1 verre à bordeaux d'eau de Gubler, tiédie au bain-marie, 20 minutes avant le petit et le grand déjeuner.

Conclusion

Les eaux froides de Homburg et de Montecatini agissent à la manière d'un purgatif que l'on administre à la suite d'une gastro-entérite pour débarrasser le tube digestif des matières, des toxines et des microbes qui l'encombrent. Elles s'adressent donc aux convalescents d'affections aiguës du tube gastro-intestinal, à ceux dont une hygiène alimentaire défectueuse a l'habitude de surcharger l'intestin et le foie. Leur clientèle se recrute aussi parmi des individus et des races robustes. Mais pour les diarrhées nerveuses, celles qu'on observe chez des femmes anémiées, même les diarrhées des pays chauds qui s'accompagnent d'un épuisement profond, l'emploi des eaux chaudes de la station française paraît plus indiqué. A Homburg et à Montecatini, d'ailleurs, on semble redouter l'action des eaux froides, puisque ce n'est que par un artifice, le bain-marie, qu'on arrive à les rendre supportables.

Entérocolite muco-membraneuse

L'action marquée de Châtel-Guyon sur l'entérocolite muco-membraneuse s'explique par ses propriétés vis-à-vis de chacun des éléments constitutifs du trépied symptomatique de l'entérocolite : la constipation, les muco-membranes, l'entéralgie.

La constipation, tous les auteurs s'accordent à peu près à le reconnaître, est un des facteurs principaux de l'entérocolite muco-membraneuse ; tous les intestins fabriquent du mucus, mais certains en tout temps et tous dans des conditions plus particulières, en fabriquent plus abondamment. Et ce mucus ne peut se concréter qu'à la faveur de la constipation. Or la constipation, qu'elle soit atonique ou spasmodique, cède fréquemment nous l'avons vu, à l'action directe de l'eau chlorurée magnésienne sur la fibre lisse. En dehors de l'action directe, entre en jeu le rôle eccoprotique de la bile qui, accrue en quantité, activée en qualité, vient, concurremment sans doute aux autres sécrétions digestives, pancréatiques, intestinales, dont le rôle n'a pas encore été démontré expérimentalement, lubréfier les parois intestinales, amollir les matières, les antiseptiser, diminuer d'autant la production *in loco* de tous les produits irritants qui jouent probablement un rôle important dans la genèse de la constipation. Les formes de l'entérocolite muco-membraneuse où l'on voit se succéder les alternances de diarrhée et de constipation, rentrent parmi celles qui retirent le plus de profit immédiat du traitement de Châtel-Guyon. Chez ces malades, il s'agit le plus souvent de fermentations anormales intenses et le rôle antiseptique de l'eau, à la faveur de son gaz carbonique, de ses sels alcalins, de ses silicates, ne doit pas être étranger à leur action favorable sur ces formes un peu spéciales de l'entérocolite muco-membraneuse. Chez les malades atteints d'entérocolite, la cure s'accompagne parfois au bout de quelques jours, d'une recrudescence des symptômes. La constipation, comme nous l'avons indiqué, peut s'exagérer et s'exagère ordinairement ; chez d'autres malades, les poussées diarrhéiques peuvent survenir plus fortes qu'antérieurement. L'état général laisse à désirer, on note de l'excitation, de l'insomnie, parfois une légère augmentation de température, le réveil des entéralgies, un état saburral plus marqué des voies digestives, mais sous l'influence des doses d'eau administrées modérément, à intervalles suffisamment éloignés, de bains d'une durée raisonnable (dix, douze, quinze minutes tout au plus) espacés au besoin d'un jour quand il y a sentiment de fatigue trop accusé, d'une hydrothérapie tiède très douce, de repos prolongé au lit aussitôt après les opérations thermales du matin et à la chaise longue pendant l'après-midi, on voit, au cours ou à la fin de la deuxième semaine, ces symptômes s'amender et faire place à une amélioration sensible. En même temps, l'éclaircissement du teint, le relèvement des forces, l'augmentation du taux d'hémoglobine dans le sang, chez certains malades, indiquent que l'amélioration obtenue est tout autant générale que locale.

L'entérocolite muco-membraneuse des enfants, qui tient à la fois si souvent des formes colitiques aiguës et subaiguës de la première enfance, et de la forme membraneuse des adultes, est favorablement influencée par la cure. Mais ici le traitement doit varier pour les petits malades selon que l'ensemble des symptômes constatés au moment de la cure, rapproche le malade soit de la forme membraneuse colitique infantile, soit de la forme de l'adulte. D'ailleurs, il est rare qu'on ait à soigner à Châtel-Guyon les enfants au-dessous de 4 à 5 ans.

De même pour la lithiase intestinale, apanage de tous les âges et qui ne représente qu'une réaction spéciale du gros intestin, un « catarrhe lithogène » accompagné de troubles variés de l'estomac et de l'intestin. Qu'elle se présente sous forme de sables ou de calculs, elle est encore vraisemblablement sous la dépendance de la constipation. Peut-être est-il vrai que celle-ci puisse entraîner un ralentissement dans l'excrétion du mucus sécrété au niveau des glandes de Lieberkühn. Il se créerait ainsi un centre de cristallisation pour les sels contenus dans le mucus lui-même ou amenés au contact par les liquides circulant dans le tube digestif.

Quoi qu'il en soit de l'origine de ce sable, l'action déconstipante de l'eau, l'excitation des mouvements de la paroi intestinale et par suite du dégorgement des tubes sécréteurs qu'elle contient, la plus grande fluidité des sécrétions, le rôle désincrustant prêté aux silicates vis-à-vis des concrétions organiques, tout cela contribue à rendre moins fréquentes les crises douloureuses de lithiase intestinale à la suite des cures de Châtel-Guyon et suffit parfois à en prévenir le retour en réduisant au minimum ou à rien la production du gravier.

Nous ne saurions quitter la question du traitement de l'entérocolite muco-membraneuse à Châtel-Guyon sans soulever la question également intéressante au point de vue pathogénique et thérapeutique qui a déterminé dans ces dernières années, chez les thérapeutes, deux courants absolument opposés : celle des lavements d'intestin.

MM. Mathieu et Jean-Charles Roux et les praticiens des stations dites autrefois de lavages de l'intestin, M. de Lagenhagen à Plombières, M. Esmonet à Châtel-Guyon, ont émis à ce sujet avec une égale conviction des idées diamétralement opposées. Pour les partisans de l'origine infectieuse de l'entérocolite muco-membraneuse, pour ceux qui pensent qu'il s'agit avant tout de modifier l'état inflammatoire des parois intestinales, le lavage de l'intestin apparaît comme le procédé thérapeutique de choix. Ils sont logiques avec eux-mêmes en réclamant l'évacuation quotidienne des déchets infectés, distillant autour d'eux leurs produits toxiques. Ils sont, en outre, fondés à répondre à leurs adversaires, et ils n'y ont pas manqué, que si l'infection est subordonnée à l'irritation, c'est une raison de plus pour supprimer toute épine irritative au niveau de la cavité intestinale.

Leurs adversaires répondent que l'action modificatrice antiseptique des lavages de l'intestin vis-à-vis de la muqueuse intestinale est à peu près nulle et que l'enlèvement quotidien, parfois bi-quotidien des déchets par le lavage, sorte de procédé de force, représente, sauf en des cas spéciaux, un remède qui n'est pas toujours sans inconvénient.

M. Esmonet a fait très justement remarquer que l'action topique de toute solution médicamenteuse ou antiseptique introduite dans l'intestin, si abondante qu'elle soit, est à peu près entièrement illusoire : seule une partie infime de la surface sécrétante du colon, la cinquantième partie, la centième peut-être, est baignée de l'eau minérale ou des solutions médicamenteuses, le reste, qui représente la presque totalité de la surface sécrétante du colon, échappe à ses contacts, de par l'existence des bouchons muqueux qui obturent momentanément l'orifice des glandes coliques et qui opposent un obstacle insurmontable à toute pénétration de liquide au niveau du corps de la glande et même du goulot, quelle que soit la pression employée.

Quant à ce qui concerne l'enlèvement des produits de stade plus ou moins putréfiés, il perd bien de son importance si l'on songe à quel point toutes ces cavités anormales dans la cavité intestinale sont intimement subordonnées, comme l'ont montré les travaux de M. Gilbert et de l'Ecole de Broussais, à la constitution humorale de l'individu, à la diathèse d'auto-infection acquise ou héréditaire, dont la cholémie familiale est la traduction clinique si fréquente.

Les lavages en pareil cas ne peuvent souvent qu'entretenir ou réveiller les phénomènes du spasme générateur de la constipation. Il suffit qu'après échecs d'autres agents thérapeutiques moins directement irritants pour la muqueuse, laxatifs doux, massages et surtout diététique, le lavage intervienne très modéré comme quantité, comme pression, à température voisine de la température rectale, intervienne seulement au cas où une diarrhée fétide, une poussée fébrile légère, une accumulation menaçante des fèces indique l'urgence d'évacuer le gros intestin.

Il ne nous appartient pas de prendre parti dans la discussion, mais nous sommes obligé de reconnaître que les tendances actuelles de la thérapeutique semblent donner raison aux partisans de l'usage prudent et modéré du lavage de l'intestin. En jetant les yeux sur le graphiques on peut voir que la quantité d'eau attribuée aux irrigations intestinales est passée, de 1902 à 1907, de 45.000 à 50.000 litres, soit une augmentation de 2 1/2 0/0, tandis que la quantité d'eau employée pour les douches sous-marines augmentait de 350 0/0 et celle pour les bains d'eau courante de 320 0/0. Il semble qu'il y ait là plus qu'une question de vogue.

Madame M...., 35 ans, sans profession, est atteinte depuis 1900 d'entérocolite muco-membraneuse. Jusqu'à ce moment on n'a pu relever d'autres antécédents que des phénomènes de constipation. Cette constipation a débuté au pensionnat, vers l'âge de 13 à 14 ans, sous la double influence, semble-t-il, du changement de nourriture et aussi de la répulsion qu'éprouvait l'enfant de se rendre aux water-closets mal tenus. Pendant 3 ou 4 ans la constipation persiste sans jamais s'accompagner d'aucun symptôme douloureux bien que pouvant se prolonger parfois pendant une période de 5 à 6 jours. A deux périodes de l'année cependant, la rentrée du jour de l'an et au moment des épreuves de fin d'année, la malade aurait remarqué à diverses reprises la présence autour des scybales d'un peu de mucus glaireux non concrété en membranes.

Rentrée dans sa famille et sous l'influence d'une hygiène plus rationnelle, la constipation devint moins opiniâtre pour reparaître à l'occasion du mariage (23 ans) et surtout après la première grossesse (24 ans). A partir de ce moment et sous l'influence des fatigues de la vie mondaine, en particulier, certains phénomènes douloureux commencent à apparaître. Légers d'abord et de plus en plus intenses, on pense à de la gastralgie, on pense à des coliques hépatiques jusqu'au jour où l'apparition abondante et régulière dans les garde-robes de muco-membranes dont quelques-unes atteignent 7 à 8 centimètres de longueur vient affirmer le diagnostic d'entérocolite muco-membraneuse. La malade est adressée à Châtel-Guyon au cours de l'été 1905.

C'est une femme grande, maigre, d'apparence maladive,

présentant ce teint grisâtre si fréquent chez les intestinaux. A l'inspection de l'abdomen le ventre est particulièrement sensible sur le trajet du colon descendant, au niveau des angles droit et gauche du colon. Dans la portion descendante on sent un boudin gros, ferme, dans lequel on ne peut déceler la présence d'aucune matière. Le colon transverse ne paraît se contracter qu'après quelques minutes d'examen, il est en ptose accentuée, à deux travers de doigt au-dessous de l'ombilic. Le colon ascendant ne laisse rien percevoir au niveau du cæcum que l'on sent distendu, clapotant. On trouve le point épigastrique douloureux à la pression profonde comme aussi le point lombaire gauche. Sensibilité diffuse, très légère à une pression forte du bord externe du cæcum et de la région appendiculaire. L'estomac est vide à jeun le matin, il se laisse distendre fortement après le repas, et ne semble pas entièrement vidé 5 à 6 heures après le repas de midi. Le chimisme gastrique pratiqué antérieurement a donné des résultats discordants, hyper et hypochlorhydrie alternativement.

Le foie est petit et ne dépasse pas 10 à 11 centimètres comme matité verticale. On arrive très difficilement, en déprimant fortement l'abdomen au niveau du bord costal droit, à déterminer, au maximum de l'inspiration, une douleur légère au niveau de la vésicule biliaire et peut être aussi le long du rebord hépatique.

Rien aux poumons. Le cœur est normal, à l'exception de quelques troubles très légers du rythme (un peu de tachycardie, de palpitations après les repas ou à l'occasion des garde-robes). Soufle anémique léger.

La malade est mise le premier jour, comme boisson, à la Source Marguerite. Elle doit prendre 25 grammes en se rendant au bain à 7 heures du matin, 50 grammes en sortant du bain et revenir se coucher. Au bout d'une heure de lit vers 8 heures et demi à 9 heures, petit déjeuner consistant en œuf à la coque, un peu de confiture et breakfast après lequel la malade reste encore étendue 20 à 30 minutes en plaçant sur la région ombilicale une compresse d'alcool recouverte d'un imperméable. Vers 10 heures et demi promenade dans le parc et absorption à 11 heures un quart et à midi de 50 puis 25 grammes de la source Marguerite. Repos ou promenade très courte au gré de la malade avant le déjeuner qui est pris une demi-heure à trois quarts d'heure après la dernière ingestion d'eau selon que la malade éprouve plus ou moins tôt le sentiment de la faim. Repos pendant une demi-heure sur le lit, étendue, sans corset après le déjeuner ; descendre ensuite dans le parc et prendre après une légère collation à 5 heures. 50 et 25 grammes d'eau de Gubler à 6 heures et 6 heures trois quart. Dîner entre 7 heures et demi et 8 heures.

Le bain doit être pris aux Grands Thermes ; c'est le bain d'eau courante administré pendant 7 à 8 minutes pour la première fois et suivi aussitôt d'une friction légère sur tout le corps.

Le lendemain toutes les doses sont portées à 50 grammes le matin et restent semblables l'après-midi : total : 275 grammes. Même bain de 10 minutes.

Le troisième jour toutes les doses sont portées à 50 grammes, total : 300 grammes par jour. Même bain de 12 minutes. Mais dans la journée la malade éprouve une sensation de lassitude assez accusée et le bain du quatrième jour est supprimé. En même temps les deux doses du soir prises à Gubler paraissent assez lourdes à digérer et le quatrième et le cinquième jour la dose reste fixée à 50 grammes toutes prises à la source Marguerite ou à la source Germaine selon l'endroit du parc où le hasard de la promenade a mené la malade. Les bains sont repris à dater du quatrième jour, ils sont supportés sans aucune fatigue. La peau est bien rouge au sortir du bain, mais la malade a remarqué qu'elle ne peut pas dépasser plus de 10 minutes pour la durée du bain sous peine d'éprouver dans la journée un léger mal de tête ou la sensation de fatigue du troisième jour.

Comme il n'y a pas eu de garde-robes depuis l'arrivée à la station, on donne le troisième jour au soir en se couchant une capsule d'huile de ricin et une de très bonne heure (5 heures et demie environ), le quatrième et le cinquième jour. Le cinquième jour une selle très dure, peu abondante, où les scybales sont entourées d'une couenne membraneuse assez épaisse est obtenue vers les deux ou trois heures de l'après-midi en ramenant la totalité d'un petit lavement d'huile d'olive de 100 grammes administré au retour du bain. A partir de ce jour les garde-robes ne sont obtenues que tous les deux ou trois jours à la faveur de l'action combinée de l'huile de ricin prise à petites doses au coucher et avant de se lever et du lavement d'huile pris en revenant du bain.

La deuxième selle n'est même obtenue que le neuvième jour. La malade ne peut absolument supporter, dit-elle, aucun grand lavement ou lavage. Toutes les fois qu'on les a tentés, on a bien obtenu le plus souvent une garde-robe, mais au prix de douleurs vives dans l'abdomen au cours du lavement et surtout dans les heures qui suivent. Elle a même éprouvé à diverses reprises du refroidissement des extrémités, des sensations vertigineuses allant une fois jusqu'à la syncope, malgré qu'aient été observées toutes les règles concernant la température, la quantité, la pression du lavement. Dans ces conditions, aucune tentative d'irrigation intestinale n'a été même ébauchée.

Du côté de l'estomac, à l'exception de la lourdeur passagère observée dans l'après-midi du troisième au quatrième jour, il n'y a rien à noter d'important au commencement. Cependant les éructations, jusque-là rares, même après les repas, surviennent avec une certaine abondance. Le météorisme intestinal est plus accusé que précédemment ; la malade ressent pendant près d'une heure, 1 heure et demi après les repas, une sensation de pesanteur sur l'estomac qui ne cède guère qu'à l'application de la compresse d'alcool ou d'une serviette humide et chaude. Les gaz toutefois assez abondants surviennent en véritables salves vers le milieu de la deuxième ou troisième heure après le repas et leur apparition coïncide avec le relâchement de la paroi abdominale et une sensation de bien-être du côté de l'abdomen succédant aux malaises antérieurs. Les sixième et septième jours les doses d'eau bien supportées sont portées à 75 grammes le matin, restant le soir à 50 grammes. La malade éprouve une véritable appétence pour l'eau, elle prétend que l'après-midi en particulier lorsqu'elle a bu les première et deuxième doses elle sent « digérer » son déjeuner, après avoir éructé à 4 ou 5 reprises. Les éructations disparaissent d'ailleurs dès le milieu du traitement quand la malade s'est mise d'elle-même à fractionner en deux doses de 25 grammes bues à 10 minutes d'intervalle, chacune des doses de 50 grammes précédemment ordonnées. A dater du septième ou huitième jour est apparue un peu d'insomnie, de tendance au cauchemar, d'irritabilité dans le caractère : aussi deux jours sur trois la malade est-elle envoyée l'après-midi vers 5 heures à l'établissement Henry pour prendre une douche à la lance, tiède, à jet brisé, sur la poitrine et l'abdomen en avant et d'une durée de 1 à 2 minutes environ. Repos d'une demi-heure à la suite. A deux reprises une céphalalgie assez forte persistant au cours de l'après-midi, on a substitué à la douche ce jour-là la douche de pieds chaude prise au même établissement Henry pendant 4 à 5 minutes.

La palpation de l'intestin au cours de la cure en dehors du colon descendant qui est resté spasmé dès le début, montre une contracture s'étendant sur la partie gauche puis droite du colon transverse entre les septième, quatorzième, quinzième et seizième jours. A dater de ce moment la sensibilité de l'abdomen est vive, le contact de la main et à plus forte raison toute tentative d'exploration plus sérieuse de l'abdomen réveille une sensation douloureuse assez vive, d'une part à l'endroit pressé mais surtout à distance au niveau du point épigastrique et du point lombaire gauche. Dans la nuit du quinzième jour les douleurs sont assez vives pour rappeler les crises de coliques antérieurement ressenties par la malade et elle essaie de les calmer en prenant 2 cuillerées à café de sirop de codéine dans une infusion et en appliquant sur l'abdomen un large cataplasme de farine de lin laudanisé, renouvelé à deux reprises dans la nuit. Le lendemain matin la malade reste au lit, l'eau est supprimée pendant la matinée, reprise à la dose de 25 grammes dans l'après-midi du seizième jour et la matinée du dix-septième, de 50 grammes le dix-huitième, et la dose reste semblable jusqu'au départ de la malade le vingt-troisième jour.

Le dix-septième jour la malade a recommencé ses bains par un bain demi-minéralisé de 20 minutes à 37° à l'établissement Henry. Le dix-huitième jour et les jours suivants les bains d'eau courante des Grands Thermes sont repris avec une durée portée progressivement à 7, 10, puis 12 minutes. Malgré cette tentative de crise douloureuse abdominale, la tendance à l'insomnie, à l'excitation étant moins marquée, il n'est plus fait d'hydrothérapie (douches). Il est seulement recommandé à la malade, au cas où elle se sentirait fatiguée le matin, de reporter son bain à l'après-midi vers 5 heures en supprimant sa collation de 4 heures et en rapprochant l'heure de son dîner à 7 heures environ. Les doses d'eau en pareil cas ayant été ingérées à la chambre à 8 et 9 heures, au parc à 10 heures et demi et 11 heures et demi le matin et à 5 et 6 heures le soir.

Le lendemain qui a suivi la crise douloureuse, la malade a eu une débâcle de matières abondantes où l'on retrouve avec des scybales très dures mais très colorées des rubans de matière fécale molle et étirée, cannelée, avec d'abondantes muco-membranes dont quelques-unes sont légèrement sanguinolentes sur quelques points d'une de leurs faces. Dans la même journée, la malade éprouve à diverses reprises des épreintes qui ne ramènent qu'un peu de glaires sans matières, puis tout rentre dans l'ordre habituel jusqu'au vingtième jour où la malade présente une garde-robe à peu près normale comme quantité bien que très étirée comme forme ; les deux derniers jours de sa présence à la station la selle est obtenue naturellement et la malade déclare par une lettre envoyée dix jours après le départ de la station que les selles sont revenues spontanément à peu près tous les jours, en moyenne trois jours sur quatre, tantôt le matin, au cours de la toilette, tantôt aussitôt après le grand déjeuner. Il n'y a plus de muco-membranes, mais encore quelques filaments muqueux ressemblant à du vermicelle lorsque la selle a été retardée d'un jour.

Cette amélioration s'est poursuivie pendant plusieurs mois après la cure ; la malade a repris force et appétit. Les selles ne présentent que rarement, et toujours à la faveur de courtes périodes de constipation, des filaments mucineux. Les douleurs ont complètement disparu en tant que spontanées, et l'on ne détermine à la palpation de sensibilité qu'en appuyant franchement à la partie supérieure de l'S iliaque et sur le point lombaire gauche.

La malade ne se plaint plus de ses éructations. Le ballottement et glou-glou gastrique qu'elle savait fort bien provoquer elle-même n'existent plus à dater de 3 ou 4 heures de l'après-midi et elle n'éprouve plus de sensation de gêne ou de pesanteur à l'estomac bien que persiste un certain degré de météorisme qui l'oblige à desserrer son corset après les repas.

Une rechute se produit vers la fin de février, manifestement due aux sorties et aux erreurs d'alimentation des semaines précédentes, mais la malade se trouve au total assez bien de sa saison pour n'éprouver point le désir de revenir en 1906 où elle passe à la montagne un été très satisfaisant. Le poids pendant tout ce temps se maintient aux environs de 60 à 62 kilogrammes, alors que dans les années 1904 et printemps 1905 il était descendu aux environs de 50 kilogrammes.

L'automne et l'hiver 1906-1907 présentent un réveil des douleurs coïncidant avec l'apparition des muco-membranes et le retour de la constipation, le tout très atténué par rapport à l'état où s'était trouvée antérieurement la malade. Elle suit à diverses reprises le traitement minéral à domicile avec une influence assez marquée sur la constipation et le développement des membranes, mais à peu près nul au point de vue des douleurs qui, sans être très vives, sont tenaces et tendent à affecter une prédominance cœcale.

Aussi la malade a-t-elle effectué une deuxième cure à Châtel-Guyon en 1907 de 20 jours. Le même traitement a pu être appliqué : un bain d'eau courante des Grands Thermes tous les matins avec suppression du bain tous les 3 ou 4 jours au cas où survenait un sentiment de fatigue. Prise d'eau de Marguerite à quatre reprises le matin et deux le soir, en portant progressivement les doses de 25 à 50, puis 75 grammes. Douche tiède toutes les après-midi.

La seule modification un peu importante apportée au traitement balnéaire a été l'addition à la fin du bain de la douche sous-marine, pratiquée avec l'eau portée à la température de 38° environ. Douche sur tout le corps pendant une minute, sur les membres inférieurs pendant 1 minute et sur le ventre (en interposant une épaisseur d'eau plus considérable) pendant 1 minute également. La malade paraît ressentir un soulagement immédiat et persistant au point de vue de la sensibilité abdominale, de cette douche chaude et de pression modérée.

Deux cuillerées à café d'huile de ricin ont été administrées lorsque la malade était restée deux jours sans garde-robe spontanée, mais il n'a pas été nécessaire d'y revenir à plus de trois reprises, car à partir du dixième jour les selles se sont produites spontanément et quotidiennement, à l'exception d'un jour sur deux. La crise douloureuse du seizième jour a été évitée : il semble que soit intervenue heureusement à ce point de vue l'administration quotidienne dès le douzième jour et jusqu'au dix-huitième, d'une pilule de 1/2 centigramme d'extrait de belladone et jusquiame au réveil et au coucher en même temps que le retour aux doses d'eau du début, les quatorzième, quinzième et seizième jours.

Les glaires ont complètement disparu à la suite de la deuxième cure. Il n'existe plus de sensibilité spontanée de l'abdomen qu'à l'occasion de refroidissement du ventre. Il n'y a plus de constipation que lorsque la malade se livre à des exercices trop fatigants. Encore les plus longues périodes dépassent-elles rarement deux jours exceptionnellement.

CHAPITRE IX

CONCLUSIONS

Ce parallèle de trois stations appartenant à des pays et à des climats si divers, et dont les Eaux par ailleurs ont une composition chimique analogue, nous apparaît donc susceptible de quelque enseignement.

Le développement de Châtel-Guyon, de Homburg et de Montecatini à travers les temps nous a montré comment les Eaux de la Hesse et de la Toscane furent utilisées d'abord surtout en bain — comment en France on attendit longtemps avant de songer à employer les Eaux de Châtel-Guyon autrement qu'en boisson.

Ce fait s'explique sans doute par les différences de température et de concentration saline des Eaux, caractères physico-chimiques qui sont sous l'étroite dépendance de la constitution géologique du sol.

A Châtel-Guyon les Eaux jaillissent de roches appartenant aux terrains primitifs. Elles remontent directement des régions centrales de la terre en conservant encore de leur température ; nées probablement, d'après la théorie que le professeur Gautier basa sur des expériences de laboratoire, des eaux de cristallisation des roches centrales, elles ne sont que peu minéralisées, mais contiennent des éléments nobles ; le magnésium par exemple ; à Homburg et Montecatini, ces Eaux venues de la profondeur, toutes chargées de gaz carbonique doivent traverser pour arriver à la surface du sol, les terrains secondaires et tertiaires, où pour adopter les hypothèses les plus vraisemblables, elle se refroidissent et remontent dans les couches salifères auxquelles elles empruntent leur minéralisation. Cette minéralisation peut ainsi varier en quantité suivant les sources et s'élever à des taux relativement considérables.

Ainsi les stations étudiées se rangent au point de vue physico-chimique en deux groupes :

Un groupe de sources chaudes faiblement minéralisées, où les Eaux d'une source à l'autre ont à peu près la même température et la même constitution chimique ;

Un groupe de sources tièdes et froides où les Eaux chargées de chlorure de sodium présentent des degrés divers de concentration.

Quant à l'élément noble, au chlorure de magnésium, ce sont les sources chaudes issues des terrains anciens qui en sont les plus riches ; les Eaux de Châtel-Guyon en contiennent le double de celles de Homburg et de Montecatini.

La Physiologie isolée du chlorure de magnésium, du chlorure de sodium et du gaz carbonique, quelles qu'artificielles que soient toujours de semblables abstractions, rend compte de l'action de ces Eaux, et permet de comprendre comment des Eaux minérales riches en chlorure de magnésium, mais chaudes, obtiendront comme résultat immédiat plutôt de la constipation qu'un effet laxatif, mais relèveront lentement et pour longtemps le tonus intestinal et l'état général ; comment des eaux plus pauvres en chlorure de magnésium, mais chargées en chlorure de sodium et froides, détermineront un effet laxatif et immédiat.

La manière même dont les Eaux sont administrées traduit, pour ainsi dire, d'une façon symbolique l'effet qu'on en attend.

A la station dotée de sources chaudes, des doses faibles, mais répétées, se répartissent périodiquement dans le courant de la journée : ce que se propose une pareille méthode, ce n'est pas une action locale et immédiate sur le tube digestif, c'est une imprégnation de l'organisme tout entier : action générale dans laquelle bien entendu l'intestin surtout aura sa part.

Aux sources froides, où les buveurs absorbent, le matin à jeun, dans un temps très court, une dose importante d'eau minérale, ce que l'on cherche est évidemment une déplétion rapide d'un abdomen encombré, et la multiplicité d'installations spéciales masquées sous les ombrages de Homburg ou de Montecatini montre qu'en ces stations la nature se prête aisément à ce qu'on lui demande.

Dans les trois stations, des établissements ont été organisés pour l'utilisation externe des eaux minérales.

Ce qu'il y a d'essentiel dans une station, c'est l'élément thérapeutique dont elle dispose, le cadre est accessoire, parce qu'il est perfectible.

La caractéristique de Châtel-Guyon au point de vue thérapeutique est son bain naturel, tiède ou chaud, carbogazeux, à eau courante, luxe que lui permettent l'abondance des sources et leur température native.

Les bains d'eau dormante de Homburg et de Montecatini, s'ils ont le grand mérite d'une minéralisation très considérable à la station italienne et d'une teneur élevée en gaz carbonique à la station allemande, resteront toujours des bains froids ou artificiellement réchauffés.

Quant au cadre, il est certain que la station française peut envier beaucoup à celle du Taunus.

Et ici se révèle une fois de plus l'avantage qu'une organisation administrative savante, des dispositions législatives spéciales, ont su donner à la plupart des villes d'eaux étrangères sous le rapport de bien des caractères extérieurs.

Cette organisation est spécialement remarquable en ce qui concerne les régimes.

Tandis qu'ils représentent à Homburg une sorte d'institution municipale à laquelle un hôtelier ne songerait pas à se soustraire, ils sont, à Châtel-Guyon, uniquement le résultat d'une initiative privée dont on ne saurait trop admirer l'intelligence et l'énergie.

Sous ce rapport, Châtel-Guyon se place actuellement entre Homburg et Montecatini.

L'ensemble de ces considérations sur les propriétés physiologiques des eaux et les régimes permet de se rendre compte des diversités des indications cliniques.

On comprend tout d'abord comment des affections telles que l'entérocolite muco-membraneuse constituée le plus souvent moins par une lésion locale que par une dépression générale du système nerveux ne relève pas toujours d'une eau froide à minéralisation excitante et dont l'effet est surtout laxatif ou purgatif.

Comment, au contraire, une eau chaude ou tiède reconstituante de l'état général s'adresse avec succès à la même maladie.

Quant à la diarrhée ou à la constipation, s'il s'agit d'état passager peu tenace tel qu'on en voit chez les gros mangeurs des races du Nord ou chez quelques sujets des pays méridionaux qui cherchent à lutter contre un climat déprimant par des excès alimentaires, toute action laxative ou purgative ne pourra manquer d'être bienfaisante et telles sont les indications de Homburg et de Montecatini.

Si au contraire la diarrhée ou la constipation représentent des états chroniques persistants, des eaux froides, laxatives, après un effort passager, laisseront l'intestin aussi rebelle qu'avant la cure et quelquefois même ne feront qu'empirer la situation.

Si la purgation est contre-indiquée dans l'appendicite, il semble qu'on doive trouver dans cette règle générale une indication particulière des eaux tièdes et non purgatives, dans tous les cas où l'appendice peut être en cause.

Mais en somme, à considérer attentivement les indications et les contre-indications :

Nous voyons que : entérocolite muco-membraneuse, diarrhée ou constipation à long cours des arthritiques, voilà les indications de la station française ; que la station allemande accueille les constipés « alimentaires », les dyspeptiques par excès de table, tandis que Montecatini réclame les troubles gastro-intestinaux des pays chauds et qu'entraînée même par de premiers résultats, la ville d'eaux toscane puisse se dire la station des hépatiques italiens.

Chaque peuple, en effet, cherche à utiliser pour ses besoins les ressources thérapeutiques de son propre sol.

Et une fois de plus, l'étude de Châtel-Guyon, Homburg et Montecatini nous a montré l'ingéniosité des étrangers à mettre en valeur leurs eaux minérales, qui présentent par ailleurs d'éminentes qualités.

TABLE DES MATIÈRES

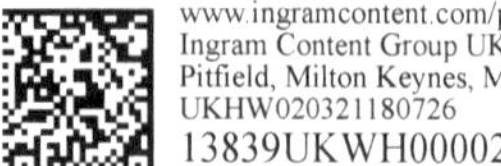

www.ingramcontent.com/pod-product-compliance
Ingram Content Group UK Ltd.
Pitfield, Milton Keynes, MK11 3LW, UK
UKHW020321180726
13839UKWH00002B/511